3分鐘
筋動力

不花錢、不吃藥
立即擺脫各種惱人毛病

中醫世家第五代傳人
中國國際級一級健康管理師

顧凱華 ——— 著

遠流出版公司

3 分鐘筋動力
不花錢、不吃藥，立即擺脫各種惱人毛病

作　　者　　顧凱華
執行編輯　　繆沛倫
動作示範　　王雅妮
美術設計　　賴姵伶
行銷企畫　　高芸珮

發 行 人　　王榮文
出版發行　　遠流出版事業股份有限公司
地　　址　　臺北市南昌路 2 段 81 號 6 樓
客服電話　　02-2392-6899
傳　　真　　02-2392-6658
郵　　撥　　0189456-1
著作權顧問　　蕭雄淋律師

2015 年 07 月 01 日　初版一刷
原價新台幣 280 元

ISBN　978-957-32-7647-0
遠流博識網　http://www.ylib.com　E-mail: ylib@ylib.com

如有缺頁或破損，請寄回更換

國家圖書館出版品預行編目(CIP)資料

3分鐘筋動力：不花錢、不吃藥，立即擺脫各種惱人毛病 / 顧凱華著. -- 初版. -- 臺北
市 : 遠流, 2015.07
　　面；　公分
　　ISBN 978-957-32-7647-0(平裝)

1.推拿 2.整脊
413.92　　　　　104008242

目錄

推薦序
讓身體順勢找回健康

由於工作的關係，我的頸椎多年來經常痠痛得很厲害，兩三年前跟弘光科技大學合辦博士班課程的時候，工作同仁向我推薦了一位技術非常好的手療師，因而結識了顧凱華先生。我在兩岸接觸過相當多的治療師，效果總是不盡理想，但顧先生才幫我做了一次調整就立刻見效，簡直可說是立竿見影。

當下我想到這句話：「難的不會，會的不難。」把問題弄得很難、很複雜的人，可能不是很會；而這些讓人很傷腦筋的難題，到了會的人手上，輕輕鬆鬆就能把問題解決。顧先生顯然屬於後者。

◆

顧先生的手法有幾個特色：

一、**舉重若輕解決問題：**掌握問題的根源，並且從根源著手，因而能夠很快的解決困擾。

二、**不痛就很有效：**很多治療師施力過大、下手很重，會把病患弄得很痛，調理之後反而身體更累。但顧先生的手就像 X 光一樣，能準確的摸到問題部位，再順勢而為，照著每個人身體的狀況循序漸進。所以被他調整之後，不但不會感到疲累，反而精神更好。

三、**詳細講解，知其所以然：**幫人調理的同時，顧先生也總是不厭其煩的叮嚀

石磊玉 美國約翰霍普金斯大學公衛學院醫管系教授暨
公衛學院基層醫療政策研究中心主任

產生問題的原因,並且針對每個細節仔細講解其中的道理。所以每次找他調整身體的那一小時,時間彷彿過得特別快。

◆

閱讀顧先生的書之後,我發現他不但技術厲害,在理論方面也非常扎實,又能寫得淺顯易懂,讓人很容易閱讀。就像他調理身體的手法一樣,「難的不會,會的不難」,用淺顯易懂的文字讓讀者掌握身體保健的要領,輕輕鬆鬆就能讓自己更健康。

書中提到從日常生活中調整身體的概念,對現代人來說格外重要。應該要從日常生活的姿勢、工作的習慣、營養的攝取與運動的習慣,結合這幾個方面一起著手,不能光靠治療──等到身體出問題才去找醫師或推拿師調養,其實已經遲了。

結識顧先生這些年來,看到他對健康領域的熱忱始終如一,不管是透過教學無私的將知識傳承給學生,或者去各單位義診,現在他更將寶貴經驗著書,將深刻的健康理論以淺白的文字與大家分享。也希望大家能藉由書中健康概念及伸展運動,輕輕鬆鬆常保身體健康。

推薦序
感受健康的喜悅

我從十三、四歲開始，就不能長時間站立或坐下，也不能躺太久，去醫院檢查後發現，原來是骨骼移位造成的結果。四年多前來台灣以後，經朋友介紹認識顧老師。在認識顧老師之前，也找過一些師父調整，但不是沒效，就是會讓人在調整的過程中受到驚嚇，不管是力道或手法，都讓人感到害怕，以致於難以持續下去。

———————◆———————

第一次請顧老師調理身體的時候，整個過程讓我感到很舒服——當然會有很多痠的感覺，但不會讓我感到害怕，透過他的手，我能夠感覺到他知道自己在做什麼。他幫我歸位的每個部位，都讓我感到非常放鬆。我從事音樂工作，常常需要唱歌、發聲，呼吸對我來說很重要，但我過去常常感到呼吸困難，原來這也是因為脊椎受到壓迫的關係。經過顧老師調理、放鬆以後，只花了一小時，歪斜的地方很輕鬆的就回到正確的位置，我的身體進入一種喜悅的狀態，好像細胞都活了起來，肺部多了很多空間，吸氣也能順利的吸到腹部，當場我就在復健中心高興的唱起歌來。

———————◆———————

顧老師不只是整骨拉筋，背後還有很多的理論基礎，如果真的能照著他的建議，日常的姿勢就會自然而然變好，走路、坐下都會很端正，睡覺品質也會提升，精神也會更好，身體當然也就會變得更健康了。以我的親身體驗，持續依

Yantara Jiro 靈性治療、音樂工作者

照他的建議做伸展、拉筋運動，以前一些不良的姿勢就能自然得到改善。比如以前我坐下的時候經常會有一些姿勢不良的問題，在做了顧老師建議的伸展運動之後，由於脊椎已經歸正，不但一坐下就自然挺直，甚至想要側坐、翹腳等會讓脊椎歪斜的動作時，反而會感到不舒服。

◆

我還記得第一次找顧老師調整完那天，我看著自己自然放鬆的雙腳，心中充滿喜悅，十年來一直沒辦法解決的問題，顧老師在一小時內就幫我調好了，不管是在當下，以及後來依照顧老師的建議拉筋調理，對我的身體來說，都是一個奇蹟。顧老師將這些方法寫在新書中與大家分享，我也希望能有更多的讀者能經由書中建議的方法跟我一樣受益，感受到身體的奇蹟與健康的喜悅。

前言

疑難雜症不是治不好，而是沒用對方法

許多讓人不舒服的症狀，不管是視力問題、頭痛、鼻子過敏、胸悶心悸、胃部脹痛、頻尿、腹瀉……去醫院檢查時經常找不到真正的原因，只能依賴藥物緩解症狀，卻無法根治。像這種治不好又死不了，但是讓人生活品質不佳的小毛病，就是「假性症狀」，如果不從人體整體結構來找出真正的原因，頭痛醫頭腳痛醫腳一定好不了。

————————◆————————

這些疑難雜症多半是現代人才會有的「文明病」。以往農業社會的年代，大家種菜種田，多動少休息靠勞力過活，每天雄赳赳氣昂昂。現代生活工作形態改變，從事勞動工作的人的比例低了很多，大部分現代人多半能坐就不站、能躺就不坐，反而每天精神都很差，各式各樣找不出原因的文明病也紛紛出現。

▌假性症狀的成因

一般人聽到「骨骼移位」，多半想到的是外力撞擊，但是姿勢不良的影響更大。比如長時間低頭滑手機必然造成頸椎過度受壓，循環變差、腦壓也增加，又如躺在床上看電視，不管姿勢怎麼調整，必然會壓迫到脊椎骨，如果躺著看電視看著看著就睡著，還可能因為肩頸長時間卡在某個角度而造成肌肉僵硬，肩胛骨與頸椎也連帶歪斜。

坐姿不良更是骨骼移位的主因。坐姿其實是一種半放鬆半用力的狀態，大家

你知道嗎？其實很多疑難雜症都是假性症狀。

仔細觀察一下就會發現，整天坐著的人坐得越久背越駝，又或者是斜靠著沙發扶手，癱坐在沙發上。這些坐姿都會使身體隨著姿勢或躺臥的沙發表面彎曲，肌肉就會沿著這個曲線用力，長時間的肌肉施力，雖然不像外力撞擊這麼猛烈，日積月累骨骼就會被牽動，曲線往哪裡偏則骨頭會被牽動往那個方向偏。骨骼移位就可能導致身體局部受壓，因而循環變差，營養進不來、廢物也排不出去；如果移位的骨骼壓到神經，更會讓神經傳導異常。神經是體內的警報系統，該響的時候不響，不該響的時候響個不停，這就是所謂的「假性症狀」。

　　本書以骨骼神經學的角度為大家解析這些假性症狀的成因，骨骼神經學，指的就是一種壓迫性的神經反應，雖然這些反應是所謂的「假性症狀」，但假性症狀如果一直放著不理，肌肉就會持續僵硬、骨骼持續歪斜，受壓的地方循環持續變差，假性疾病也就會變成真病了。

▌假性症狀怎麼辦？

　　面對假性症狀，最重要的是知其所以然。如果去醫院檢查而找不出病因，就應該從骨骼神經學的角度來檢視，並且以下列五個步驟著手：

　　1. 找出肌肉僵硬、鈣化的部位，以及因此拉扯到哪些骨骼移位

　　2. 找出骨骼移位壓迫到部位及神經，以及相應的可能症狀

　　3. 骨骼歸位第一步：先鬆弛僵硬肌肉

4. 骨骼歸位第二步：肌肉軟化後讓骨骼移位處出現空隙
5. 骨骼歸位第三步：將移位的骨骼推回原位

　　原理其實很簡單，而在症狀越輕微就開始調整，又會比症狀嚴重時調整更有效，預防永遠勝於治療。這兩年我去各學校、機關演講，常常會問聽眾覺得推拿到底有沒有效。大多數聽眾的回答都是：「剛推完有效，之後就沒效了。」因為推拿的當下骨骼被擺放回正確的位置，症狀也都緩解或消失了，但是之所以會造成骨骼移位或者肌肉不適，都是因為日積月累的不良生活習慣造成的，如果不改善這些問題，就算推拿師父手法再高明，幫你恢復到宛如原廠新品般的狀態，不良的姿勢與習慣還是會把身體用到故障。

◆

　　所以每日預防性的健康伸展，以及平日保持良好的姿勢，是讓骨骼不移位的不二法門。本書最後一章也列舉了一些簡易又有效的日常保養伸展運動，希望大家每天都能感覺一下身體的狀況，每天幫自己調整到最佳狀況。

令人困擾的頭部假性症狀

問題根源：頸椎

假性症狀

假性偏頭痛

假性暈眩

假性視力問題

假性鼻子過敏

1-1

假性偏頭痛

不良習慣：低頭、姿勢不良
問題成因：第一、二頸椎受壓
引發問題：腦壓升高、偏頭痛

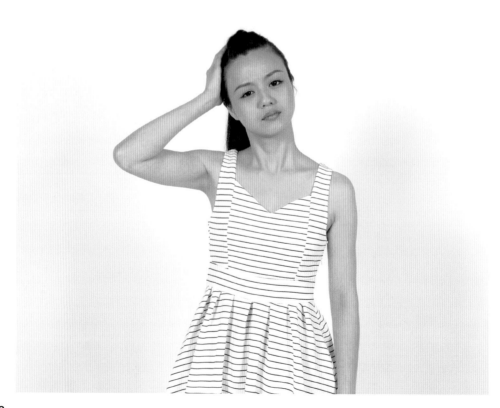

很多身受偏頭痛困擾的人，發作時間多半都是固定的。上班族低著頭看了一整天的電腦，往往到了下午接近傍晚的時候，就會出現偏頭痛症狀。

一整天工作的姿勢不良，到了那個時間點，肌肉彷彿都要瓦解了，這個時候只要休息一下，起來動一動，頭痛的症狀似乎就緩解了不少。可見這類偏頭痛並非真的「頭、腦有問題」，而是跟姿勢有關的症狀，但很多人急著想要紓解頭痛，遇到這類假性頭痛症狀時，就急著吃止痛藥來讓自己感覺舒服一些。這種做法等於是用藥物欺騙自己的身體，讓身體變遲鈍，讓人體內的警報系統失靈，長久下來，腦壓可能會越來越高而不自知，進而造成其他相關更嚴重的疾病。

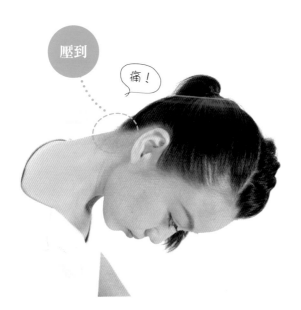

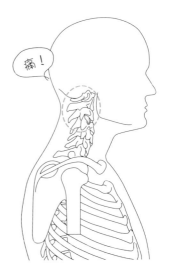

▌ 假性偏頭痛該怎麼辦？

由於這類型偏頭痛的主因是第一、第二節頸椎受壓，由於第一節頸椎的位置大約在耳際後方，本身埋在頭骨裡面，所以很難調整，但我們可以透過全身伸展運動來放鬆肌肉、修正骨骼，減緩偏頭痛症狀。

想要讓移位的骨骼恢復原狀，不外乎「伸展」，全身伸展對全身的脊椎都有幫助，可說是脊椎保健運動的基礎。經常練習全身伸展動作，能讓長時間被壓住的頸椎休息，也能讓周邊的肌肉恢復彈性，這樣一來，偏頭痛、視力不佳、鼻子過敏等跟頸椎相關毛病發生的機率就會降低。

一、靠牆舉手伸展

最簡單的全身伸展為「靠牆舉手伸展」。

除了小學生舉手答「有！」現在真的很少人有機會將手垂直上舉。人類是兩隻腳行走的動物，隨著年紀的增長，背也就越駝，重心漸漸的往前往下，這就是老化。練習靠牆舉手的動作，讓逐漸往下的重心往後往上回到應有的位置，避免老化提早發生。

「靠牆舉手伸展」應先靠著牆壁站好，讓身體呈一直線，再將雙手伸直，讓手高過頭部貼著牆壁。能夠這樣每天讓全身貼著牆壁伸

直，因為生活習慣、不良姿勢而移位的脊椎，便能慢慢的恢復原位。

這個運動跟單槓伸展，一個上舉、一個下拉，有異曲同工之妙。

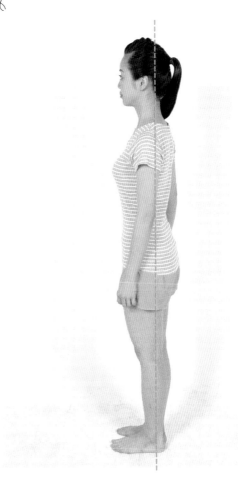

將手往上舉高貼著牆壁。

二、單槓伸展

　　先將手握在單槓上抓穩，然後膝蓋放鬆慢慢蹲低，身體盡量放鬆，雙手是「吊」在單槓上而非用力往上「拉」，這麼一來，身體本身的重量就會形成垂直的拉力，進而將移位的脊椎推回正確的位置。

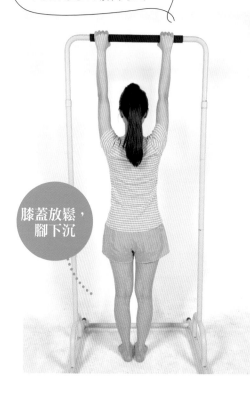

如果沒有單槓，也可以用門框或穩固的家具取代。

膝蓋放鬆，腳下沉

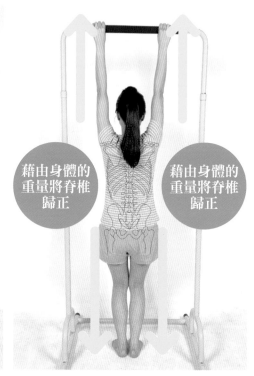

藉由身體的重量將脊椎歸正

藉由身體的重量將脊椎歸正

顧老師筋動教室

為什麼假性偏頭痛好發於傍晚五六點？因為忙了一整天，此時是身體最累的時候，也是最餓的時候，血液會往胃部集中，讓身體發出提醒訊號準備要吃晚飯，相對來說，腦部的血液就會不足，頭也就開始痛了起來。

這個時候喝一點熱的東西，讓胃部感到溫暖的話，血液就不會持續往胃部集中，當血液回流，腦部也就不會持續缺血，就可以改善偏頭痛的症狀了。

長時間低頭打電腦的上班族最容易出現這個困擾，要解決這個問題，就要把電腦螢幕墊高，使螢幕中心點對準我們的雙眼，讓我們的頸椎維持平衡，不會往前凸或者往下傾斜。

頸椎不易調整，唯有改掉不好的姿勢習慣，才能從根本解決問題。

經常出現這種偏頭痛症狀的人，就可能是中風等心血管疾病的高危險群。簡單來說，中風就是顱內的血管阻塞、破裂，而出現這種偏頭痛症狀，就代表腦壓持續升高，腦壓升高就有可能導致腦血管阻塞、破裂。

現在中風的年齡層不斷的往下降，甚至降低到國小的年齡層，這也與低頭族滑手機、玩電腦遊戲的生活習慣有關，大家千萬別掉以輕心。

▊ 頸椎傾斜也會造成不適

除了因姿勢不良造成頸椎受壓之外，頸椎向左或向右稍微傾斜，也會造成不適。

長期趴睡的人容易在勞累的時候出現偏頭痛的症狀，人累了、眼霧了，這個時候頭也開始痛了起來，通常會從後腦勺的位置，一路痛到前面來。

骨骼會往左偏或往右偏，跟習慣左趴或右趴有直接的關係。骨骼往左偏的人，會從後腦一路沿著左邊痛到前面來，骨骼往右偏的人則從後腦沿著右邊痛上來。

還好近年來有人發現了這個問題，於是發明了趴睡專用的枕頭，讓人趴睡的時候頸椎依然保持放鬆，趴睡時頸部不會被壓到，會比一般趴睡要好得
多。

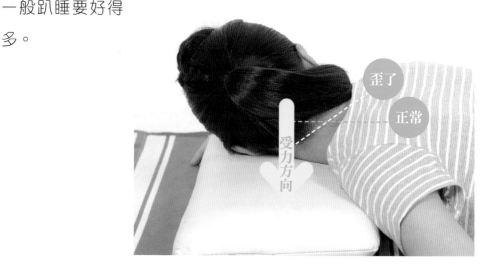

歪了

正常

受力方向

頸椎歪斜型偏頭痛檢測與保健法

我們的身體應該是平衡對等的，用手仔細去摸，如果一邊突出而另一邊沒有突出，那就是骨骼偏掉了。

如果要自我檢測與保健，可以按壓腦後的風池穴，中醫說的「風池穴」及「風府穴」，就是在西醫中第二頸椎的部位。用手在頸椎上面輕輕的摸，去感覺一下骨頭是不是產生了偏移。在人體中，骨骼算是很大的東西，相較之下，神經一般人大概摸不到，而骨頭就好摸多了，有經驗的整骨保健師甚至能察覺到骨頭偏移的角度，依此判斷是否壓迫到視神經或者腦神經而產生不適症狀，進而採取有效的調整方式。

對於頸部骨骼往左或往右移位的人來說，輕輕一按，移位的那一邊就會感到痠痛，而另外一邊，按壓時就不會有什麼特別的感覺。

檢查出哪邊歪斜之後，我們可以簡單的用以下的方法來協助減緩不適症狀。

一、先熱敷頸部

先熱敷來放鬆僵硬的頸部肌肉，這樣不但比較不易受傷，因為肌肉放鬆，接下來按揉時也比較好施力，不需要用力猛按，就能達到效果。

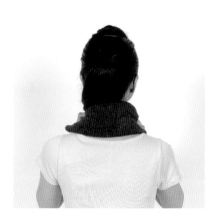

二、按揉風池穴

風池穴位於第二頸椎的位置，這個地方受壓或歪斜，可能假性偏頭痛就會上身。按壓風池穴不需費力猛按，只要用手壓著不舒服那一側的風池穴，手穩穩的頂住不動，再將頭往按壓處斜後方45度角慢慢後仰，這樣就能安全、穩定、到位又不吃力的按出效果。

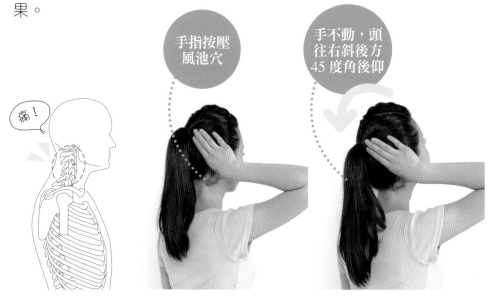

痛！

手指按壓
風池穴

手不動，頭
往右斜後方
45度角後仰

三、按揉太陽穴

　　偏頭痛多半始於風池穴，終於太陽穴，按完風池穴不妨輕揉一下太陽穴，讓這個部位整個放鬆並恢復循環，偏頭痛的情況就會大幅改善。

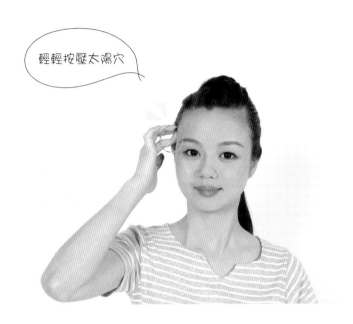

輕輕按壓太陽穴

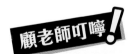

　　當頸部僵硬造成偏頭痛時，若能躺平休息，症狀一定會改善。相反的，這個時候如果趴睡休息，會使頸部壓力更大，就無法達到紓緩效果了。

1-2

假性暈眩

不良習慣：駝背、脖子前伸

問題成因：第二、三頸椎移位

引發問題：頭暈、耳鳴

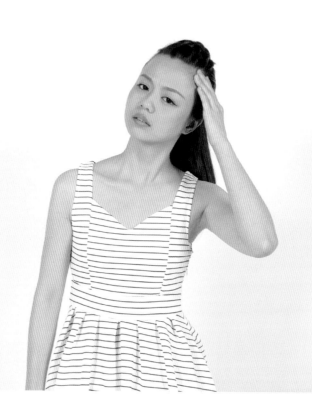

很多疾病都會造成暈眩，如果經過檢查卻找不出相關病因的話，不妨從骨骼神經學的角度切入，看看是不是因為姿勢不良導致骨骼移位，而產生暈眩困擾。

有的人是坐下來不暈，一站起來就暈。這種人通常坐下來的時候身體還算能夠保持正確的姿勢，但一站起來就彎腰駝背、脖子會往前伸，不良的站姿會讓血液循環不暢通，由坐姿改成站姿，起身時瞬間壓力變大，立刻就覺得天旋地轉。

另一種人久站或久坐會頭暈，只要讓他們躺下來就不暈，這是因為躺著的時候枕頭托住頸椎，頸椎的壓力消失，頸部不受壓，腦壓就減小，所以就不會感到頭暈。

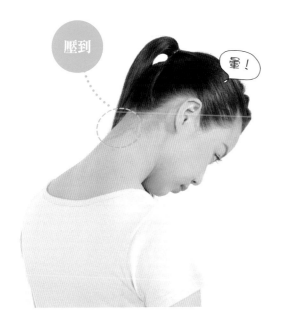

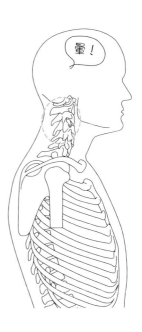

如果暈眩的情況屬於以上兩種，那很可能就是第二、第三節頸椎受壓而引起的症狀。第二頸椎大部分控制的是視神經、中耳神經（造成低頻耳鳴）、鼻子、腦神經，相鄰的第三節頸椎移位也可能會出現類似症狀。

所以常常會頭暈的人，可以先觀察一下自己屬於以上哪一種頭暈，進而檢查這個使自己頭暈狀況時姿勢是否不良，再針對姿勢不良調整姿勢，暈眩症狀很可能就會大幅改善。

別把假性暈眩當貧血

遇到暈眩症狀時，很多人都會以為自己是貧血或低血壓，測量血壓時，血壓卻很正常——甚至可能有點偏高，因為血管受壓。如果因為自認是貧血就開始大量服用相關的保健食品，不但無法改善暈眩症狀，還會造成腎臟額外負擔。還不如藉由運動來改善健康狀態，既不用多花錢，也不會因為吃太多身體不需要的東西而傷身。

▌頸椎減壓舒緩假性暈眩

跟第二、三節頸椎相關的假性暈眩,處理方法與假性偏頭痛類似,可用以下幾種方法舒緩及保健:

1. **熱敷頸部**
2. **全身伸展**:可用單槓伸展或靠牆舉手來伸展脊椎。

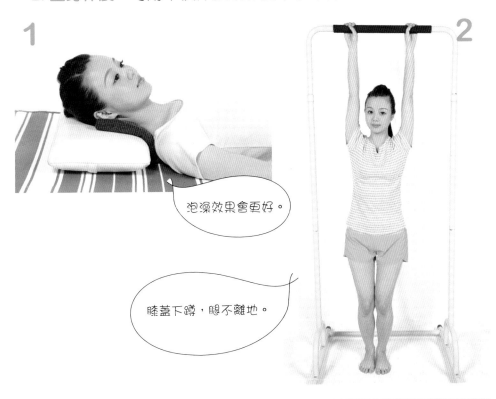

泡澡效果會更好。

膝蓋下蹲,腿不離地。

▌枕頭也有大學問

　　頸椎壓力與枕頭息息相關，所以挑個適當的枕頭，也是保護頸椎不可忽略的一環。

　　大家可以把脖子想像成一個釣竿，枕頭太高或太低，就像是釣竿前彎或後彎，不管是前彎或後彎，彎曲的地方就會產生很大的應力。枕頭不管太高或是太低，都會使肩膀出力，所以選枕頭時應該要先試躺，如果躺下去的時候雙肩不會出力，就是適當的枕頭高度。

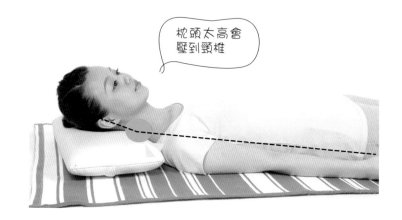

枕頭太高會
壓到頸椎

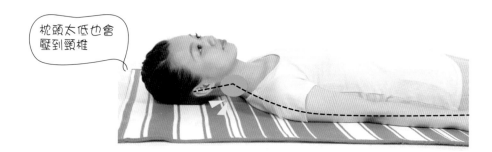

枕頭太低也會
壓到頸椎

　　枕頭怎麼躺也有學問：躺下的時候頸部應該要貼著枕頭，讓頸椎可以放在枕頭上徹底放鬆。如果頸部懸空的話肩膀就會不由自主的施力，可能會讓肌肉僵硬造成循環變差。

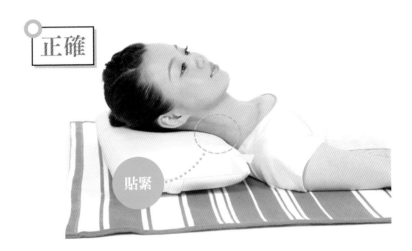

正確

貼緊

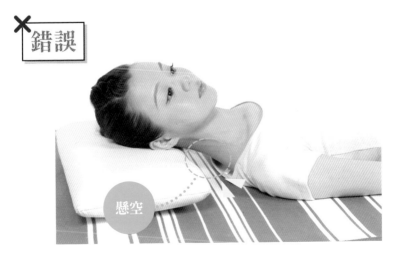

錯誤

懸空

▎頭暈頭痛要小心

　　我曾經遇過一些少見的頸椎環狀移位的特殊案例，患者會出現劇烈頭痛症狀，就像是《西遊記》中孫悟空頭上戴著緊箍般疼痛不已。

　　也有人會臉部抽搐緊張、不自主的用力眨眼、頭皮發麻不適，如果不是內分泌、癲癇或者遺傳性疾病的話，就很可能是第一、第二頸椎移位所造成腦內不正常放電，導致三叉神經、顏面神經不適所致。

　　這類患者通常脖子肌肉一定很僵硬，而且一定一邊高、一邊低。比較高那一邊的顏面也一定比較「抖」，眨眼比較用力，出現這種症狀的患者，因為腦壓大，所以很容易頭痛。

　　調理的方式不外乎放鬆、熱敷、伸展。更重要的是要讓患者認知到問題的成因，才有辦法對症處理。

　　這類因腦壓過高導致的頭痛、暈眩問題，頸部伸展運動也可以稍微紓緩症狀，但是要注意的是，伸展頸部時只要放鬆脖子，將頭向左肩或向右肩傾斜，利用頭本身的重量牽引頸部肌肉即可，繞脖子反而是不當的做法。因為通常此時腦壓、血壓較高，貿然大動作脖子繞圈，可能會引發血管問題，反而更危險。

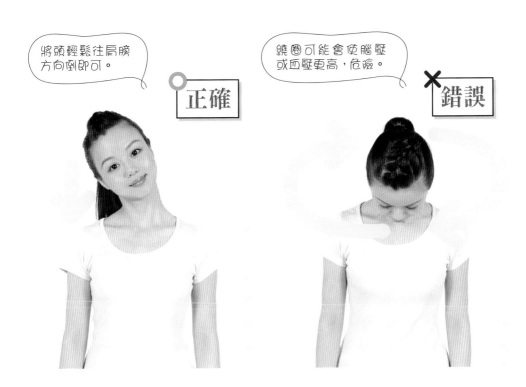

將頭輕鬆往肩膀方向倒即可。

○ 正確

繞圈可能會使腦壓或血壓更高，危險。

✗ 錯誤

1-3
假性視力問題

不良習慣：低頭
問題成因：第二頸椎移位
引發問題：視神經受壓

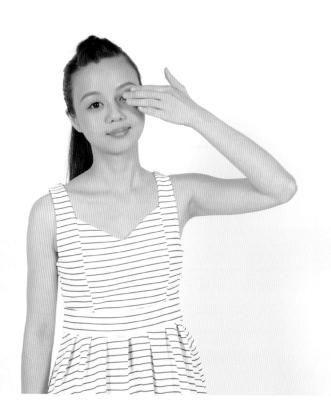

大部分的假性視力問題，一開始的症狀多半是眼睛酸澀，看東西的時候霧茫茫的看不清楚，這個時候別先急著去配眼鏡，請先檢查一下，看看到底是視力真的出問題，還是假性症狀。

大家最耳熟能詳的假性視力問題就是假性近視，它跟真正近視的差別在於：真正的近視是水晶體、角膜等產生異常而造成的症狀，但是「假性近視」卻是因為視神經受到壓迫而產生的暫時性症狀。也就是說，需要疏解鬆弛的是頸椎周邊的肌肉跟韌帶，如果此時急著去配了眼鏡，吃力的部分就變成水晶體或角膜，當這些部分長時間受到不當的壓力，就會產生變形，就變成真的近視了。

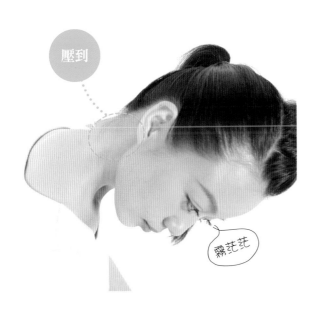

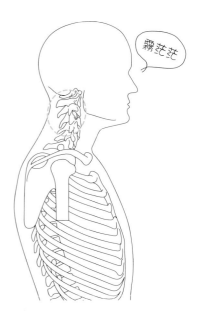

　　直接會影響到視力的是第二頸椎。因為第二頸椎的中樞神經叢直接控制視神經，當它受到壓迫的時候，視神經的血液及傳導就都會受到影響，血液供給的營養不足，功能性不足，反應就會變慢。這樣視力就會感覺不清晰，看不太清楚。

　　假性視力問題與年齡無關，而與生活習慣有關，簡單來說，所有的低頭族都是這種症狀的潛在目標族群。

　　不論年紀，只要是低頭族，頸椎必定會受到壓迫，視神經也就必定會受到壓力而受到影響。

▌假性近視怎麼辦？

　　除了改善姿勢，讓神經不再受壓迫，並讓血液供血及營養暢通之外，也可以多做全身伸展運動，讓頸椎放鬆並回復原位。

　　也可以經常熱敷脖子（也就是第二頸椎附近）及眼球周邊，要知道，人體各部位我們都可以藉由坐著或躺著讓它們放鬆、休息，唯有我們的眼球，除非睡覺期間，其他的時間都無法放鬆休息，所以應該經常以熱敷方式讓眼球好好的放鬆一下。

假性視力問題往往一眼會比另外一眼更嚴重，這是因為頸椎歪斜的關係，如果按壓兩邊的風池穴，其中一邊特別痠痛的話，就代表頸椎歪斜。

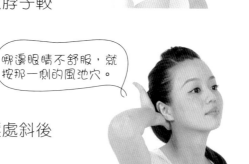

哪邊痠，就熱敷那一邊。

遇到這種情形，不妨多熱敷脖子較為痠痛的那一側。

熱敷之後，還可以按壓較為痠痛邊的風池穴，最佳的按壓方式為手不動、頭往按壓處斜後方45度角後仰。

哪邊眼睛不舒服，就按那一側的風池穴。

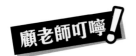

顧老師叮嚀！

喜歡躺在床上看電視的人，也是假性視力問題的高危險群。躺著看電視的時候頭與身體必定無法垂直，不管躺的時候角度如何，都一定會造成頸背施力，也一定會使頸椎受到壓迫。

改掉姿勢不良的習慣，才能保持脊椎不變形，也才能從源頭去防範假性視力問題。

1-4

假性鼻子過敏

不良習慣：低頭

問題成因：第一二頸椎移位

引發問題：頸椎過度受壓

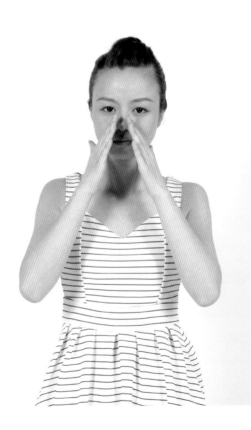

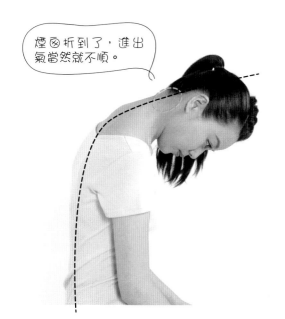

煙囪折到了，進出氣當然就不順。

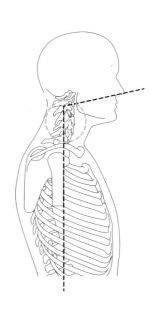

對於過敏體質的人而言，天氣變化時，一早起床噴嚏打不停，可說是家常便飯。但是大家有沒有想過，為何過敏症狀通常在早上起床時特別嚴重？如果真的是因為過敏，應該不分早晚，只要遇到過敏原，就會馬上開始過敏打噴嚏才對吧？但實際上並非如此。隨著起床開始一天的作息，過敏的症狀就漸漸緩解，甚至一整天都沒事，直到晚上睡覺也沒事，但是一睡醒又有事。

對付難搞的鼻子過敏，通常只能使用一些抑制鼻塞、止住鼻水的西藥來稍微緩解令人難受的症狀，但是找不出根源，也難以根治與預防。這個時候我們不妨用骨骼神經學的角度來觀察一下。

假設我們的呼吸道是一根煙囪，當第一、二節頸椎歪斜，就會像煙囪頂端排氣口歪斜，出氣量當然大為降低。白天的時候儘管排氣管歪斜，但總是會因為走動或其他動作，而使呼吸道這根煙囪鬆動，而夜晚睡覺的時候身體長時間靜止不動，進出氣減少，廢氣雜質因而更容易堆積、堵塞，以致於早晨一醒來，當身體驚覺「煙囪」塞住了的時候，就不得不祭出「打噴嚏」的手段，用激烈的方式大口讓空氣得以進出，也藉由這種強力震盪、噴射的方式把積在「煙囪」裡面的廢物排出去。

所以很多人的鼻子過敏，很可能也是頸椎移位而造成的問題。

▌假性鼻子過敏怎麼辦？

許多鼻子過敏的人都是久坐在電腦前的上班族，或者日夜苦讀的學生族群，可見長時間低頭看電腦或讀書，長期姿勢不良導致頸椎過度受壓，絕對是假性鼻子過敏的主因。

要解決這個問題，除了隨時讓自己起來動一動，電腦螢幕的高度也必須格外留心。大部分人的電腦螢幕高度都太低，如果想要預防頸椎問題，就得把電腦螢幕架高，讓視線盡量與螢幕中心點平行，這樣才不會讓頸椎受到過度的壓力。

前面提到的熱敷及全身伸展運動，對於鼻子過敏效果也非常好。

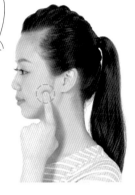

下關穴，位於耳垂前方骨頭的凹陷處。

熱敷脖子可以幫助頸部放鬆，減低頸椎的壓力，除了頸部之外，也可以熱敷鼻子，增進鼻腔的血液循環，讓呼吸更為順暢。

建議鼻子經常過敏的人不妨在睡前花個十分鐘做一下「靠牆舉手伸展」運動。在睡覺前先靠牆垂直伸展，就等於先把煙囪拉直，以免在睡眠的時候越來越堵塞，這會比睡醒後再來清煙囪，效果要來得好。

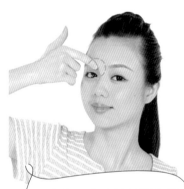

攢竹穴，位於眉骨與鼻子相接之處，也就是額竇上。

穴位按摩舒緩鼻子過敏

除了熱敷與運動之外，為打噴嚏、流鼻水所苦的人不妨按壓以下兩個穴道，效果也非常顯著。

顧老師筋動教室

伸展運動之前應先熱敷一下，讓僵硬的肌肉、韌帶放鬆，效果才會好。

泡澡的效果又比局部熱敷更好。因為不管用電熱毯或熱毛巾熱敷，熱能多半只停留在皮膚的表層，沒辦法達到深層放鬆的效果，只有熱水才能讓熱能到達體內深層。

泡澡時只需泡半身就好，泡半身浴時熱水水面在心臟之下，在心臟不受壓的狀態下，血液往下流通，再經由蒸汽往上帶，血液就能一直循環流通，就像是蒸煮東西一樣，下面是熱水，上面是蒸汽，上下都有足夠的熱能。即使是肩膀痠痛、脖子僵硬，只要泡個半身浴，經由熱水及蒸汽的循環，不需要把整個肩膀或脖子泡在熱水裡面，半身浴泡個十幾分鐘，就會感到肩膀、脖子整個都輕鬆了起來。

想要以泡澡　動人體的循環，就像是開車時需要先暖車一樣，至少需要泡十五到二十分鐘，只泡三五分鐘效用不大。日本人以長壽著稱，從小就愛泡湯的生活習慣功不可沒。

順帶一講，曬太陽也是一樣。有些人被醫師囑咐需要曬太陽，如果只是在太陽底下走來走去，讓自己被太陽照到就當成「曬太陽」，這樣效果不彰。曬太陽是為了讓陽光中的遠紅外線等光波幫助人體促進健康，想要讓光波被有效吸收，最好是在靜止狀態下，坐著或者躺著做日光浴，熱源才能完全穿過身體，就像用手電筒照掌心，手電筒固定不動的時候，光線才能穿過去，手電筒晃來晃去的話，光線穿透的效果就很差。

如果怕曬黑，其實把全身都包起來，在太陽底下包著曬十到十五分鐘，熱源也能穿過身體，效果都會比在太陽底下跑來跑去效果要好。

Chapter 2

上半身的假性疑難雜症

問題根源：頸椎、胸椎、肩胛骨

假性症狀

假性氣喘

假性胸悶、心悸

假性胃脹、胃痛

手冰冷、手麻

2-1
假性氣喘

不良習慣：聳肩

問題成因：第五六七頸椎移位

引發問題：呼吸不順

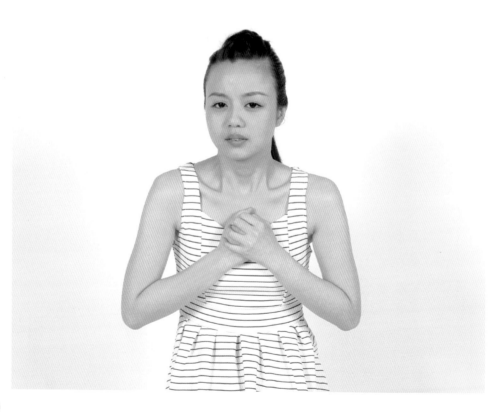

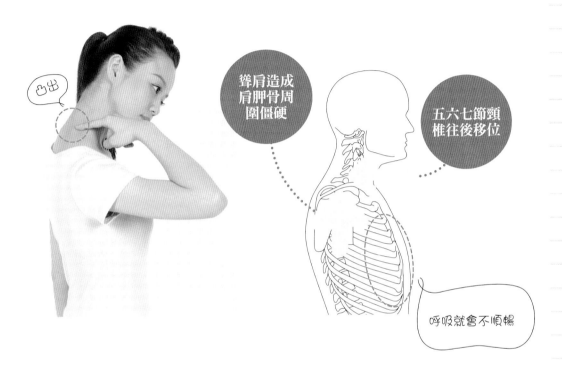

凸出

聳肩造成
肩胛骨周
圍僵硬

五六七節頸
椎往後移位

呼吸就會不順暢

一般呼吸順暢的人，深吸一口氣時，應該可以下到大約肚臍的部位，也就是大家常說的丹田。但經常呼吸不順暢的人，往往呼吸短促，吸氣只能吸到胸口。有些人因此自認是氣喘患者。有病看醫生是正確的觀念，但很多人看病前會假設自己「就是得了」某一種病，看醫生只是為了「證實」自己的看法，只要檢查結果稍微符合自己的假設，就自我診斷自己得了某種疾病，並且要求醫生開藥。這種心態不太好，沒對症就亂吃藥，不但對身體有害，而且真正的病因沒有解決，可能會小病拖成大病。

呼吸短促、吸氣不順暢，其實也很有可能是頸椎移位產生的問題，遇到這種症狀時，不妨試著從骨骼神經學的角度檢測一下，或許骨骼移位才是真正的病因也說不定。

我有個客戶是雷虎小組的退休飛行員、教官，最近深受駝背困擾。一般來講，飛行員多半體型高大，一旦駝背，就會駝得更加明顯，因而被我們戲稱為「變形金剛」，人高馬大的變形金剛連駝背的後遺症都比一般人明顯，大家稍微想像一下便不難理解後頸椎、駝背以及包括氣喘、胸悶、心悸等症狀的關聯性。

長期聳肩，肩胛骨附近的肌肉就會先僵硬、再鈣化。肩膀僵硬的話，就像是被綁住了一樣，手也就舉不起來了，這就是所謂的五十肩，如果繼續僵硬下去，接下來就會影響到肺部。前一章提到的各項頸椎傾斜引發的假性症狀，包括偏頭痛、暈眩、視力問題、鼻子過敏等等，都是前頸椎往前傾斜而產生的問題，而接下來要談的氣喘、胸悶等問題，反而是後頸椎往後凸造成的。

姿勢不良會使前半部的頸椎往前傾，後半段的頸椎則會往後凸，以前老人家說：「脖子後面膨一塊，你就一定會蝦龜（氣喘）。」這句話真的很有道理，因為後頸椎後凸的人氣管的寬度被鎖住，肺部也沒辦法完全打開，呼吸不順暢，就會變成假性氣喘。

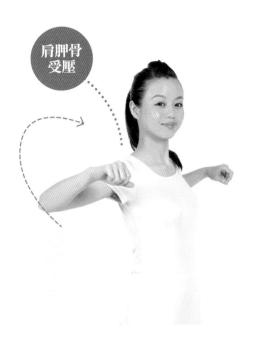

肩胛骨
受壓

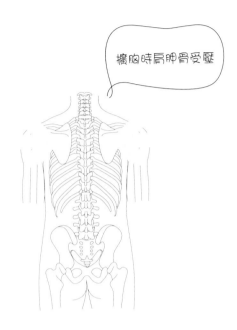

擴胸時肩胛骨受壓

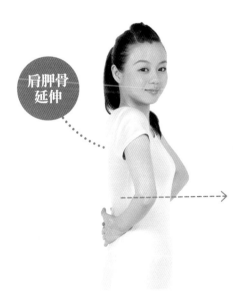

肩胛骨
延伸

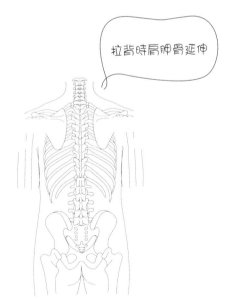

拉背時肩胛骨延伸

▍緩解氣喘胸悶的方法

　　一般氣喘、胸悶的人，因為胸部感覺緊繃，氣沒有辦法順利暢通的吸進肺部，可能會直覺的想要以擴胸運動來緩解胸悶的不適。但這是錯誤的做法。

　　當你的胸椎受壓呼吸不順時，用力做擴胸動作，會擠壓到肩胛骨旁邊的肌肉，使胸椎受壓的情況更嚴重，造成反效果。

　　所以要改善胸悶，正確的伸展運動不是擴胸，而是相反，要用拉背的動作來伸展肩膀及上背部的肌肉。這個動作不但可以伸展到背部肌肉，連脖子、斜方肌也可以一併達到伸展效果。

　　當背部的肌肉不再緊繃時，骨骼才不會持續被僵硬的肌肉拉扯移位，神經不再受壓，氣喘、胸悶的症狀才能有效緩解。

呼吸不順令人脾氣差

胸悶、呼吸不順會使人莫名的易怒、脾氣暴躁，人不舒服，看什麼都不順眼。如果夫妻相處發覺另一半最近常常發脾氣，不妨幫對方紓解一下這些部位，說不定能讓爭吵變少喔！

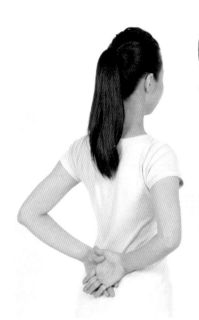

手掌朝外，手肘往前帶。

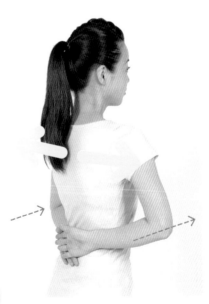

手肘往前肩胛骨就被延伸。

2-2

假性胸悶心悸

不良習慣：駝背、聳肩
問題成因：第六七頸椎及第一腰椎移位
引發問題：吸氣量不足

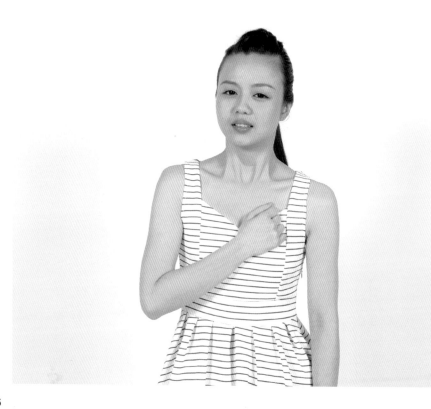

呼吸不順暢的狀況如果持續惡化，就會開始胸悶，比較嚴重的胸悶，會出現「悶痛」症狀，也就是會從背後的一個單點，一路悶痛到前胸，所以很多胸悶的患者發作時會痛得想要捶胸口。

胸悶的人常會伴隨心悸。因為呼吸提供身體需要的氧氣，當呼吸不順暢、吸氣量不足的時候，首當其衝的就是心臟，此時心臟會加緊跳動發出警訊：「體內的氧氣不夠了！快多補充一點氧氣！」因此心悸的人會不由自主的大口呼吸，甚至喘氣，這是身體的自然反應，兩者息息相關。

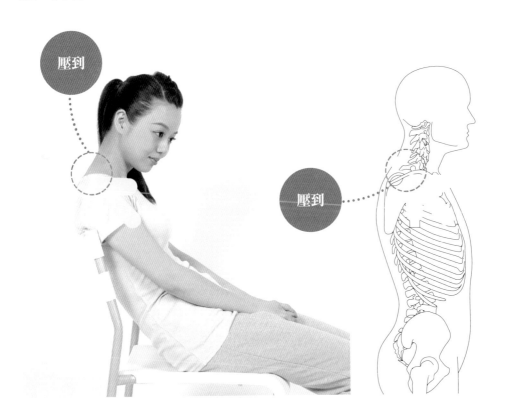

壓到

壓到

　　胸悶有可能是心臟病的徵兆，但是也有很多胸悶的患者去醫院做了許多相關檢查，卻找不出原因，這就有可能是「假性胸悶」。其實要判定是不是心臟病並不困難，一般心臟病若非心律不整（也就是心跳忽快忽慢），就是心跳速度太快或太慢，而這些症狀只要去醫院照個心電圖就清清楚楚，如果檢驗結果並非上述幾種症狀，就不需要疑神疑鬼擔心自己得了心臟病，如果還是會感到不明原因的胸悶心悸，則可以考慮朝骨骼神經學的方向來尋找答案。

　　有這類困擾的人不妨自我檢視一下，是不是通常在久坐（大約一個半小時）後忽然起身站起來，胸悶就在此時發作。

　　會發生這類症狀的人，大多是第六、第七及第一胸椎移位而造成的結果。聳肩是其中主因之一。尤其是坐在沙發上面聳肩的時候，上面的脊椎往前，下面的脊椎往後，更是造成骨骼移位的原因。

▌假性胸悶心悸怎麼辦？

　　假性胸悶、心悸的成因與前一節提到的假性氣喘相同，調整的要領也相同。

　　除了日常要留心坐姿及站姿，避免駝背與聳肩帶來的傷害之外，如果感到胸悶、心悸，也可以先熱敷後頸及背部，再以正確的背部伸展運動來放鬆後頸及背部的肌肉。

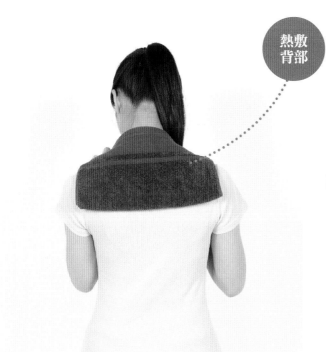

熱敷背部

step 1 先熱敷背部，讓背部肌肉放鬆

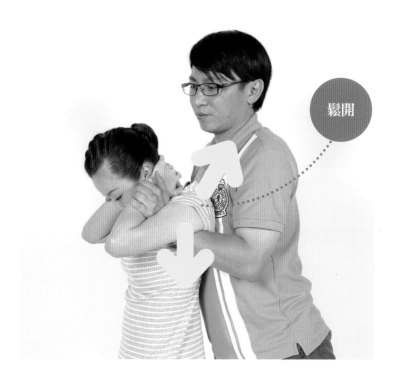

鬆開

step 2 伸展背部，讓脊椎受壓的地方放鬆

專業手療師會讓患者坐著，患者的十指交叉於頸後，手療師兩手從患者的腋下穿過，再反搭到患者的手腕處。患者手腕往前稍微夾住手療師的手，手療師再以胸口做基準點頂住患者頸椎跟胸椎部位，將患者稍微往上牽引，讓頸椎跟胸椎鬆開，此時可能會聽到輕微的喀拉喀拉的聲音，就代表受到擠壓的頸椎、胸椎被鬆開了，鬆開之後呼吸就會比較順暢。

如果自己在家想要讓脊椎放鬆，建議可以先熱敷，再拉單槓，雙手握著單槓，身體微蹲，讓頸椎、胸椎有個喘息放鬆的空間，做個兩三分鐘，就會感到舒服多了。

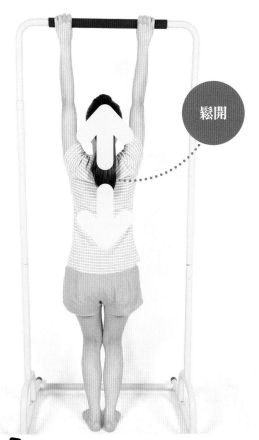

鬆開

顧老師叮嚀！

為了紓緩胸悶，有的人會做「撞牆」動作，也就是雙手輕輕抱頭，再以背部胸椎的區域去撞牆，用這個動作來鬆開被擠壓的胸椎。但不建議大家在家做這樣的動作，因為如果角度不對，胸椎直接硬碰硬撞牆的話，反而會更不舒服，而且也容易受傷。

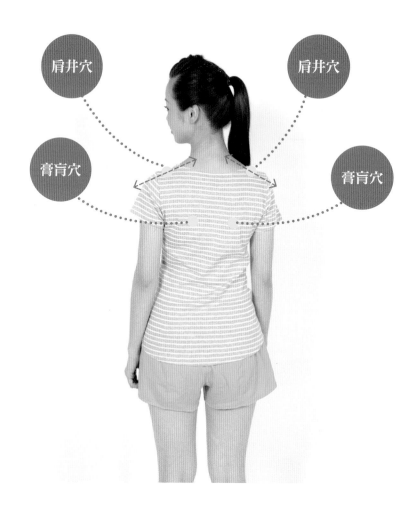

step 3　穴道按摩

想要舒緩胸悶心悸，也可以按摩膏肓穴及肩井穴。

膏肓穴位於肩胛骨弧形的中間點，用按壓方式處理。

肩井穴位於斜方肌的中間點，也就是位於肩膀最外側到頸部這條肌肉的中間點。找到這個穴位之後，先夾住這條斜方肌，再往上提拉即可。

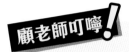
顧老師叮嚀！

骨骼之所以會移位，並不是骨骼本身會移位，而是
外力所致。說到外力，大家通常會先想到摔倒或車
禍之類的劇烈衝撞，但事實上，躺著看電視、歪坐
在沙發上、長時間滑手機或打電腦，由於長時間的
肌肉施力，雖然不像外力撞擊這麼猛烈，但長時間
下來，骨骼也會因此被牽動而移位。

改善姿勢或者改善生活習慣固然是治本的方法，但
是這些錯誤姿勢及不良生活習慣一經養成，要改談
何容易？

如果能保持固定的良好運動習慣，也可以改善不良
姿勢對身體的損害。

因為運動時身體肌肉會對歪斜的骨骼會產生平衡與
牽制，使骨骼不至於往同一個方向持續歪斜，更能
增進血液循環與肌肉彈性，這些都有助於骨骼歸正，
進而讓身體遠離因骨骼移位帶來的假性症狀。

2-3

手冰冷、手麻

不良習慣：低頭、駝背

問題成因：頸椎移位

引發問題：第六七八對神經叢受壓

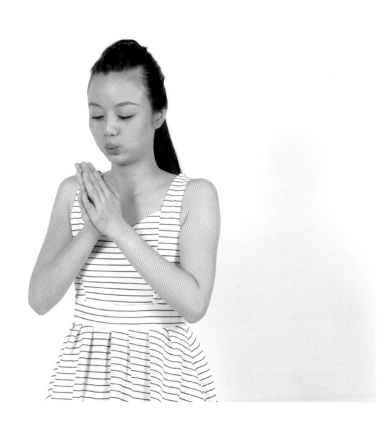

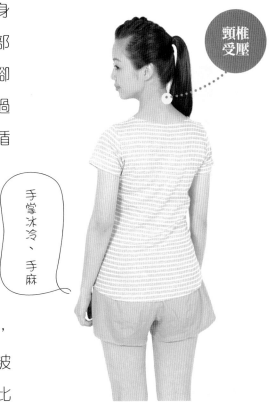

頸椎
受壓

手掌冰冷、手麻

手掌跟腳底都是人的身體中離心臟最遠的部位，所以從心臟到手掌、腳底，其中只要有任何地方過度受壓或者因肌肉僵硬而循環變差，都會使得心臟很難將血液送到身體末端，血液不足、循環不良，當然就會手腳冰冷。

此外，當頸椎受壓時，不但會手冰冷，還會手麻，如果手會麻，代表神經線被壓迫到了。要知道，神經比血管更細，如果連神經被壓迫到讓人感覺到手麻的程度，那血管更不用說，當然一定更不暢通了。神經被壓、血管也被折到，當然手也就一定會感到冰冷。

以骨骼神經學來說，頸椎有七對，神經叢有八對，當第六對神經受壓，拇指跟食指就會麻，第七對神經受壓，中指就會麻，第八對神經受壓，無名指跟小指就會麻。壓到左邊就會左手麻，壓到右邊就會右手麻。

以中醫的手療來說，有經驗的治療師從這個部位著手，摸到哪一條神經被壓到，就能判斷出哪個部位會出問題。一般人雖然缺乏手療師的專業訓練，但是，可以從是否出現手麻的症狀，來協助判斷自己是不是壓到六、七、八對神經叢而引發不適。

▋手掌冰冷、手麻要怎麼辦？

坐姿不良、駝背、聳肩、脖子往前凸是導致頸椎受壓的主因。

躺在床上看電視時，不管怎麼調整姿勢，都一定會折到脊椎，讓脊椎呈現不當角度因而過度受力。另外一個壞習慣是坐著打盹。很多老人家常常坐在沙發上就打起盹來，打了盹、頭一點驚醒過來，還連忙否認自己睡著。坐在沙發上低著頭打盹，整個脖子跟肩頸垂著，就像用釣竿釣魚一樣，脊椎承受的壓力非常大。何況這樣睡眠品質也不佳，還不如乾脆躺到床上睡。

想要解決這類問題，要除了最基本的改善姿勢、規律運動之外，泡澡也很有幫助。

泡澡以水位在心臟以下的半身浴效果最好，泡澡時水溫跟水壓會刺激皮膚下感知神經，進而通知大腦下半身受到外界壓力，心臟就會用力將血液輸送出來，這樣就能改善手腳冰冷的狀況了。由於心

臟此時強力運作，所以即使身體沒泡到水的部分也都能得到改善。

對於有手掌冰冷及手麻困擾的人來說，由於壓迫到神經的肌肉被熱水軟化，肌肉軟化後對於頸椎神經的壓力就會減少，手麻的狀況就會改善。但得要經常泡澡，效果才會好。

▎落枕怎麼辦？

膏肓穴位於肩胛骨彎曲半月形位置，當肩胛骨長期受到壓力時，膏肓穴就會緊，膏肓穴緊繃就會連帶使得脖子無法放鬆，這樣就會讓人容易落枕。

落枕就是肩胛骨移位，拉住了第一、二、三節胸椎所導致的症狀。落枕通常會卡住單一邊，讓人可能頭往左轉時會痛，或者往右轉會痛。這是因為對向肩胛骨移位拉住頸椎，比如右側肩胛骨移位拉住頸椎時，頭往左轉就會被卡住而感到疼痛，反之亦然。其中以第三節胸椎造成的落枕最為嚴重，它會讓人低頭、抬頭或轉頭都很痛。

常常覺得脖子緊、肩膀硬得跟石頭一樣，經常會頸部痠痛的人，就很容易落枕。

翻來覆去睡不好、睡覺前低頭滑手機或看電視看到睡著，會使肩頭長時間處於某個角度而造成肌肉僵硬，而情緒也會有影響，如果前一晚情緒緊張難以入眠，也會發生這種現象。

落枕的處理方式：可以熱敷上背部，也有人會用吹風機以熱風吹這個部位，讓僵硬處鬆開。

專業的手療師處理落枕時，會先將肩胛骨附近放鬆，把肩胛骨回推，讓肩胛骨回到正常的位置，推回原位的話，被肩胛骨拉扯到的斜方肌與菱形肌也就沒事了。再針對患者是第一、二、三節胸椎中哪一節胸椎移位，把移位的部分推回去即可。

我的處理方式為先熱敷讓肌肉放鬆，活動一下肩胛骨，讓肩胛骨放鬆之後，再做點頭的動作。當肩胛骨鬆開的時候，點頭時會有一些痠的感覺，從最痠的地方慢慢拉，僵硬的部分就會慢慢的鬆開。

痠跟刺痛不同，如果為了怕痠而不去伸展這個部位的話，越不動就會越僵硬，這樣就不容易復原了。

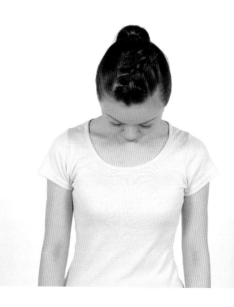

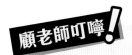

坊間有許多自行矯治胸椎的方法，但是要格外小心。

比如有人建議睡前用一個軟墊頂在胸椎下方，但由於每個人肌肉的彈性都不一樣，到底應該要墊多久，會隨著每個人的身體狀況而不同。如果沒有先經過專業診斷，或者專業人員在旁協助的話，很容易會使脊椎受到不當的壓力。尤其很多人墊著墊著就睡著了，這樣反而會造成更大的傷害。

正確的方式是將軟墊墊在正確的位置，如果位置正確，肌肉會感到痠而不痛，並且痠的感覺會漸漸減弱。大約十五分鐘左右，在不晃動脊椎或拉扯肌肉的狀態下，輕輕的把軟墊移開，讓脊椎平放在地面或床面上，讓脊椎與周圍的肌肉放鬆休息幾分鐘之後，再緩緩起身。

很多人忽略後半段的「輕抽、平放、緩起身」，一墊完就急忙起身，造成二度傷害。二度傷害又分為兩種，有的人會因此急性拉傷，本來是為了調整脊椎的舒展運動，反而為此閃到腰；也有的人演變成慢性拉傷，一開始的時候沒有什麼明顯症狀，但是搬個重物或者前傾到某個角度，立刻就會疼痛不已。

2-4

假性胃病

不良習慣：坐姿不良
問題成因：第十二胸椎移位
引發問題：胃神經受影響

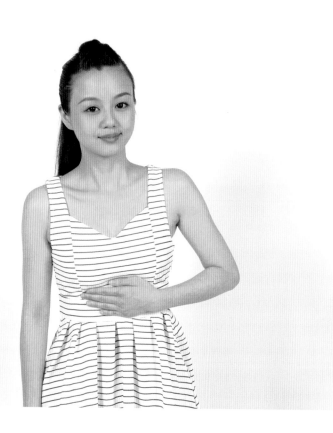

胃食道逆流、胃悶、胃脹、胃酸過多、腹部摸起來硬硬的⋯⋯這些都是常見的胃部不適症狀。如果經檢查並不是真的胃部疾病的話，就應從骨骼神經學來檢查。簡單來講，當十二胸椎壓迫到與胃相關的神經，胃的循環就會開始變差，胃酸的分泌可能不是過多，就是過少，變得不穩定。

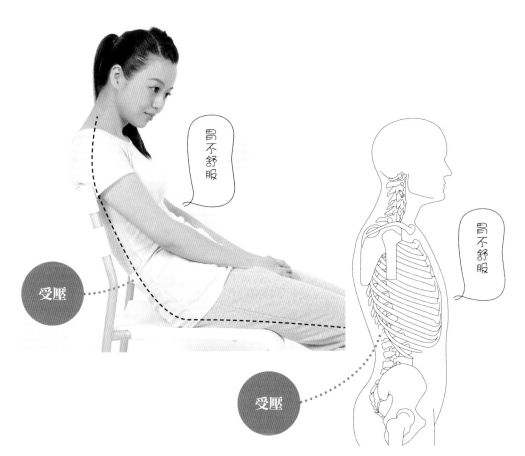

　　姿勢正常的脊椎應該呈現略微彎曲的Ｓ型，但是常打電腦的上班族往往坐下來，越坐越舒服，就會開始「微駝背」，隨著駝背的姿勢，脊椎也就漸漸變成了Ｃ字型，脊椎變成了Ｃ型的話，Ｃ字最彎、最外凸，壓力最大的地方，就是第十二節胸椎。這個地方受到不當的壓力，胃部就受到影響，出現胃酸過多、消化不良胃脹痛等假性胃病症狀。假性胃痛症狀在骨骼歸位後就會消失，但是如果持續不理它，胃的循環不良，胃酸或者胃部不當的壓力一直堆積在胃的某一個固定部位，日積月累胃壁越來越薄、循環越來越差，就可能會真的出問題，變成真胃病。

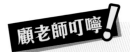

顧老師叮嚀！

　　胃酸分泌不穩定，人就會過度的流口水，而且胃氣上頂頂到心臟，心臟也就會感到不舒服。所以很多心臟不舒服的人，心電圖沒什麼問題，吃個胃散反而好了。這類問題，追根究柢都是胸椎壓迫胃神經而造成的。

▌假性胃痛怎麼辦？

如果第十二節胸椎移位，胃神經就可能會受到影響，不過脊椎問題牽一髮動全身，任何一節脊椎移位，都可能會造成前後節的脊椎過度或不當受力，也發生問題，因此也要檢查一下第十一節胸椎及第一腰椎，看看是否這些地方也出了問題而引發了胃部不適。

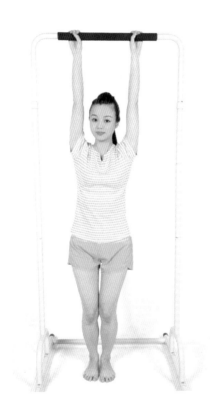

1 伸展運動

除了「單槓伸展」、「盤腿伸展」之外，還可以用「頂天立地運動」來協助這個部位的保健。「頂天立地運動」採站姿，讓身體盡量直立，再將雙手盡量往上舉到最高點，並將腳踮起，讓身體盡可能的垂直延伸。反覆多做幾次，就可以舒緩胃部的不適。

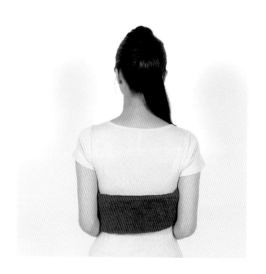

2 熱敷

熱敷肚子可以減輕胃部不舒服的感覺，熱敷完肚子之後也可以熱敷一下背部，舒緩第十一、十二節胸椎的壓力。

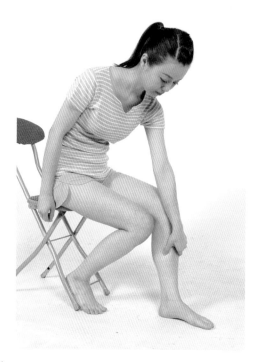

3 穴道按摩

此外，胃部或腸子等小腹悶痛時，可以按壓脛骨的側面，膝蓋下緣跟腳踝上緣中間，會有一個微凸的點，按下去會有些痠痠的感覺，肚子左邊痛就按左腳，右邊痛就按右腳，兩隻腳一起按更好。把這個點鬆開，肚子的悶痛也就能得到舒緩。

下半身令人煩惱的小毛病

問題根源：腰椎、骨盆

假性症狀

假性便秘及假性腹瀉

假性頻尿

月經不適及不孕

鮪魚肚及水桶腰

3-1
假性便秘與腹瀉

不良習慣：斜坐、翹左腳
問題成因：骨盆左傾
引發問題：腸神經受壓

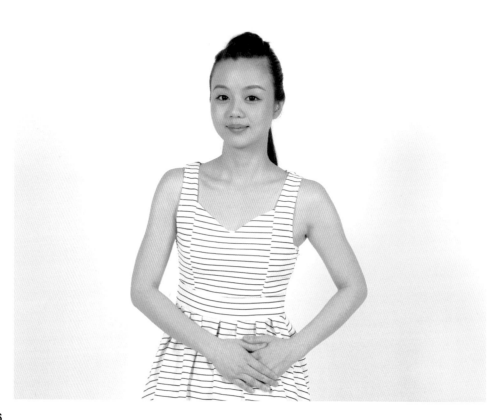

左髖關節位置不正確時，骨盆腔就會左傾，而骨盆腔左傾，直腸神經就會過度受壓，因而造成直腸神經感應異常。

就像警報器異常一樣，當直腸神經感應異常時，明明存貨不多，卻讓人想要跑廁所；或者相反，明明應該出清存貨，卻毫無感覺。這種因神經受壓迫而產生的腸道症狀，吃藥只能稍微改善，但不可能靠著吃藥來根治。

當你遇到查不出原因的腹瀉便秘時，很可能就是腸道神經感應異常。這種假性腸道問題導致的警報異常有個特徵：它會具有週期性，比如六天便秘，接下來六天則拉肚子，也就是便秘、拉肚子會一來一往週而復始。

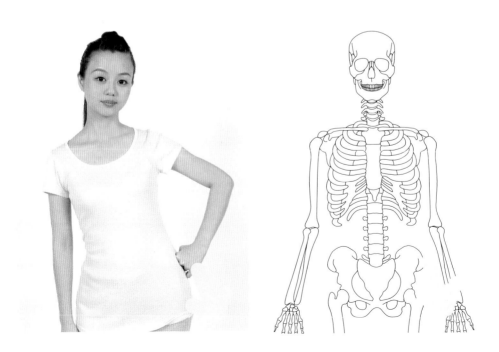

▌為什麼骨盆會左傾？

　　大家如果試著將髖關節左邊附近肌肉收緊、提起，只要三十秒，就會感到緊繃的壓力，長時間處於肌肉不當施力的狀態下，左髖關節很容易就會移位了。日常生活中的姿勢不良是造成髖關節移位的主因，除了站立重心偏向某一邊的三七步之外，現代人坐的時間比站立時間長，坐姿不良更會是骨盆傾斜的主因。

　　請檢查一下：

1. 久坐時，你會不會習慣將身體的重心斜靠在沙發左邊的扶手上，身體呈現左上右下的斜坐姿勢？
2. 坐下時是否有翹腿的習慣？是不是通常翹的是左腳（也就是翹腳時左腿在上、右腿在下）？

　　如果是的話，左邊長時間緊繃的肌肉牽著骨頭慢慢拉，加上角度的影響，當它拉到了神經線上的時候，腸子就會開始做亂。

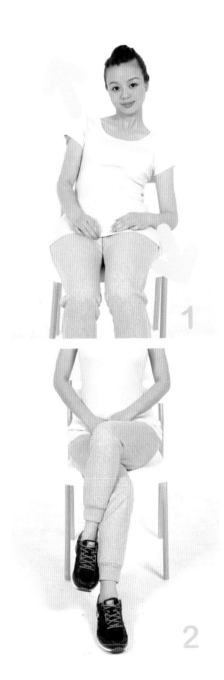

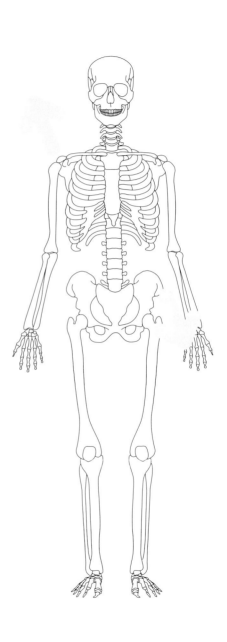

▍檢查骨盆是否往左偏

　　平躺兩腿伸直，檢查自己的鼠蹊部，腹股溝處，兩邊用同樣的力道按壓，如果有一側特別痠的話，就是那一邊的骨盆歪掉了。所以如果左邊壓下去特別痠痛，就是骨盆往左歪了。兩邊痠痛程度的差異非常明顯，絕對不會分辨不出來。

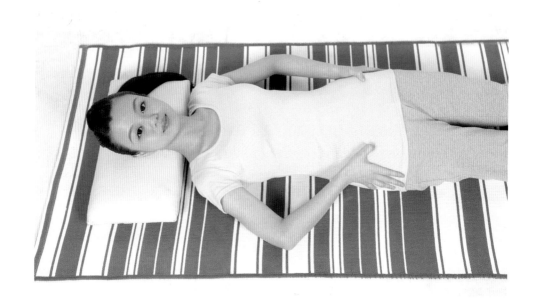

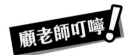

顧老師叮嚀！

這是因為歪掉的那一邊肌肉、韌帶壓力比另外一邊大很多，一刺激到這個部位，因為壓力大，輕輕一壓就會十分痠痛。歪掉的那一邊就像是用手去壓吹鼓的氣球一樣，稍微一壓，就會痠痛得很有感覺。

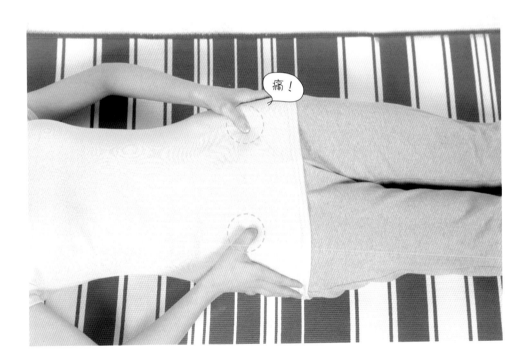

▌翹翹板骨盆歸位法

　　除了用按壓法來檢查之外，我們還可以進一步用翹翹板法來檢測並且矯正。利用「膝蓋」跟「髖關節」形成的翹翹板，躺在床上不用拉、不吃力，自然而然就能讓骨盆回到原位。

1. 先對齊檢查

　　首先放鬆平躺，並且將兩腳大拇趾的第一指節對齊，然後緩慢屈膝，將膝蓋微微推上來，看看兩邊的膝蓋哪邊比較高。

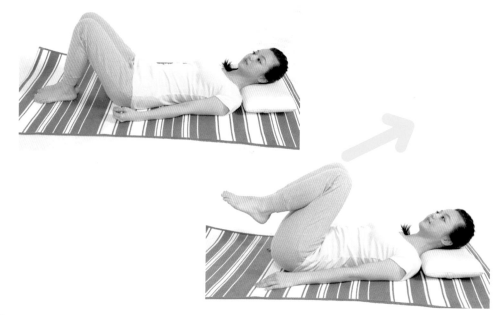

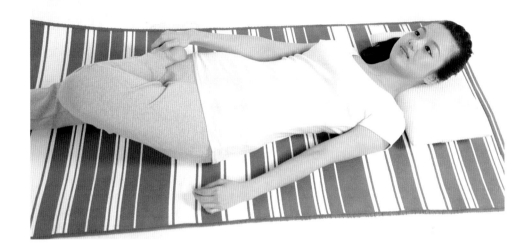

會痠是正常的，
但如果會痛，就
不要勉強做。

右手可以拉著左腳腳踝
以保持平衡。

2. 單腳彎曲

如果左邊膝蓋較高的的話，請將左腳彎曲，並把左腳腳踝放在右大腿根部。

3. 停一下

左腳腳踝被固定在右大腿的根部時，膝蓋與髖關節是對等的兩端，就像翹翹板一樣，膝蓋往下沉的話，髖關節就會往上頂，大約做個三十秒到兩三分鐘，腿部痠感會漸漸減輕。

4. 鬆開腿休息

再將兩腿伸直放鬆，並重新屈膝比對一下，你會發現，兩個膝蓋的高度已經被拉近了不少，也就是骨盆歪斜的狀況已經改善了。

顧老師筋動教室

除非先天問題或者後天如車禍之類的劇烈外傷，絕大部分的人身體都是左右等長，利用這個原理，從身體的遠端對齊，就像把兩張紙對齊對折一樣，很容易就能找出是哪一邊的髖關節不正、骨盆往哪邊歪。

專業的手療師因為經驗豐富，三兩下就能迅速鬆筋、正骨，將骨頭推回原位。如果想要自己處理，只要掌握以下幾個原則，同樣能夠安全又有效：

1. 一定要先放鬆

可以泡個澡或熱敷，或者做一些簡單的伸展操，先將周邊的肌肉、韌帶放鬆。筋骨移位多肇因於肌肉僵硬，先局部放鬆，筋骨肌肉間才會有足夠的空間，此時再配合骨盆復位運動的牽引，輕輕鬆鬆骨盆就會被推回原位了。

2. 利用重力不費力

做這個動作時，由於腿本身的重量，左膝蓋會因為重力而慢慢往下帶，原本往下歪斜的左側髖關節就會被往上牽而歸正。所以不需刻意用手去壓膝蓋或者推骨盆，透過自己身體的重量，就能輕鬆將骨盆牽引回正確的位置。

3. 歪哪一邊就推哪一邊

一般來說，運動多半講求左右平衡、對稱，但是做骨盆復位運動是為了將歪一邊的骨盆給牽引回來，所以只要做歪掉的那一邊就可以了。

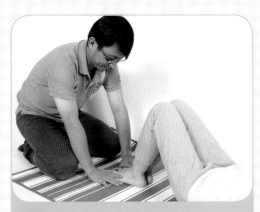

step 1 先將兩腳的拇指對齊。

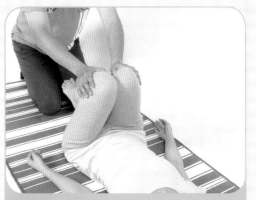

step 2 將已經對齊的雙腿，從底部往上推。

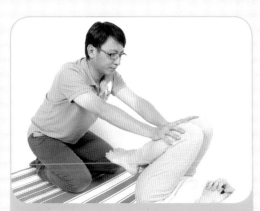

step 3 雙腿對齊、膝蓋上推的狀態下，基於兩腿等長的原理，如果某一邊的膝蓋較高，代表該側髖關節下移，骨盆也會朝該方向歪，進而擠壓到那一側的神經或器官。

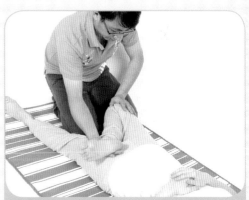

step 4 將歪斜側單腳膝蓋彎曲，並且朝歪斜的反方向將髖關節推回原位。

3-2

假性頻尿

不良習慣：斜坐、翹右腳
問題成因：骨盆右傾
引發問題：膀胱神經受壓

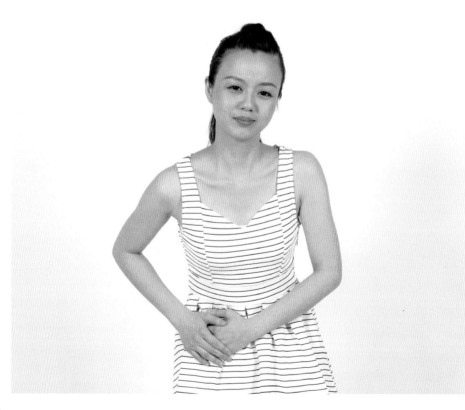

假設我們因為喝太多水而常跑廁所，有進有出，十分天經地義。但如果沒事就跑廁所，老是覺得膀胱鼓脹小便量卻不多，很可能就是你的「警報器異常」，這個時候你應該考慮考慮是不是假性頻尿了。

骨盆如果往右歪的話，會使膀胱的警報系統出問題。右髖關節移位，骨盆就會往右擠壓，因而容易壓迫到跟泌尿系統相關的神經，就可能會出現頻尿症狀。

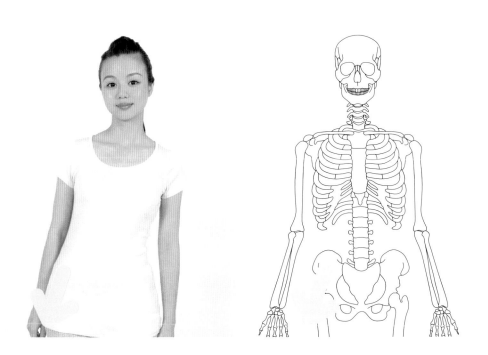

▌為什麼骨盆會右傾？

　　除了外力撞擊會使骨盆歪斜之外，絕大部分人骨盆歪斜都是因為日常生活中姿勢不良，而坐姿影響最大。習慣單邊以右側靠著扶手側坐，或者常常翹右腳（右腳在上、左腳在下）的人，骨盆就容易右傾。

　　當你的骨盆往右歪斜，膀胱就會受壓，正常狀況下可能蓄水量到達七八成才會響的警報，現在可能才蓄水四五成警報就開始亂響一通。

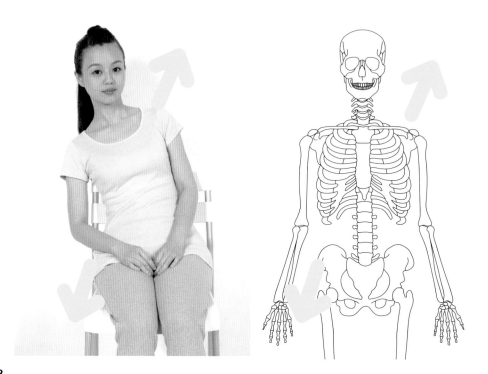

骨盆右傾自我檢測

骨盆右傾的自我檢測跟檢查是否骨盆左傾方法相同。可用下列兩種方法：

1. 雙腿伸直輕鬆平躺，用手指頭同時按壓兩側的腹股溝，如果右邊比較痛，那就表示你的骨盆往右歪斜了。

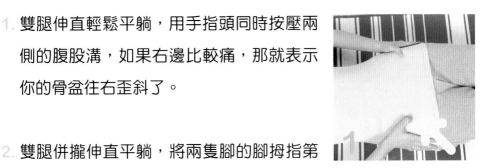

2. 雙腿併攏伸直平躺，將兩隻腳的腳拇指第一指節對齊，慢慢的屈膝，將膝蓋往上推。推上來之後，如果發現右邊的膝蓋比較高，就代表骨盆往右歪了。

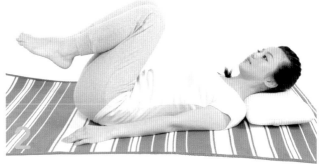

▌自己幫骨盆歸正

　　放鬆平躺兩腿伸直，將右腳的腳踝放在左大腿的根部，不須刻意將右膝蓋往下壓，利用右腳本身的重量，右膝蓋就會自然的往下沉。由於右腳腳踝被固定在左大腿根部，右膝蓋與右髖關節就會像是翹翹板一樣，膝蓋下沉髖關節就會上移回到正確位置。

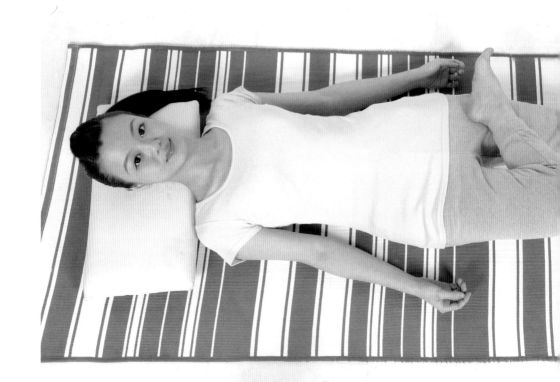

對於有頻尿困擾的人來說，睡前先泡個澡之後再來伸展、調整骨盆的話，就能快速有效的改善頻尿症狀。

骨骼移位壓到膀胱神經，就像是打赤腳時被別人踩到一樣，如果別人不將踩住你的腳移開，光是熱敷、按摩，並不能根本解決你的問題。睡前泡澡、調整骨盆就像是別人將腳移開，骨骼恢復到原位便不再壓迫神經，膀胱就能恢復正常運行，身體就會慢慢的恢復正常。

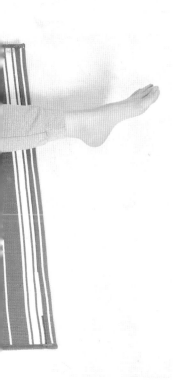

骨盆歪斜不要拖

如果骨盆傾斜問題不處理，繼續讓骨盆歪下去的話，久而久之，走路或坐下起立，髖關節的地方就會出現喀拉喀拉的聲音。

當韌帶過度僵硬，軟骨組織中缺乏膠質，就會發出這種摩擦聲。

3-3

月經不適及不孕

不良習慣：重心前傾、翹腳坐
問題成因：骨盆後傾
引發問題：小腹受壓

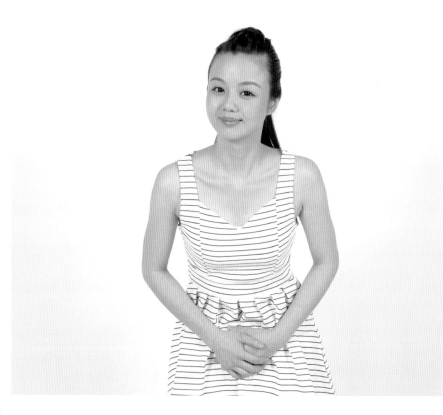

一個子宮兩個卵巢都位於骨盆腔裡面，骨盆只要不正，不管是左傾、右傾、前傾、後傾，都一定會壓到子宮跟卵巢。其中以後傾的影響最大。

骨盆後傾的時候，前面的空間就會受到擠壓，對女性來說，由於子宮、卵巢等器官都在骨盆腔中，骨盆後傾，小腹裡的子宮就會被往後拉，循環跑不動，該來的營養進不來，該排出去的雜質、血塊出不去，月經不順、月經悶痛等問題就跟著來，如果情況久不改善，子宮肌瘤、巧克力囊腫等等問題也就會容易出現。

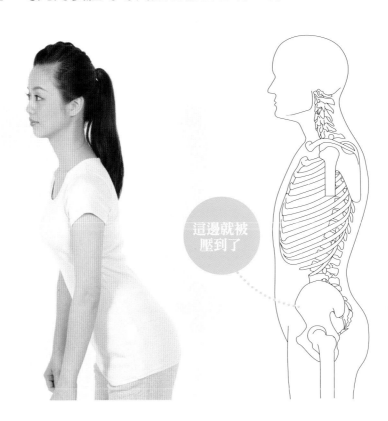

這邊就被壓到了

▌為什麼會骨盆後傾

　　骨盆後傾就是「翹屁股」，這種「翹屁股」並不是因為臀部肌肉緊實而自然「翹」，而是因為姿勢不良而導致骨盆底部往後傾斜所造成的。

　　骨盆腔偏上或偏下，肇因於髖關節外翻或內翻。站立或走路的時候重心沒有均勻的落於身體的中心，當重心習慣性的往前的話，髖關節就會不當受力而將骨盆往後推。

　　小腹、腰部及臀部的肌肉不當施力則是造成這個問題的主因，現代人站立、走路常常彎腰駝背而非抬頭挺胸保持身體重心筆直，不但看起來沒精神，而且久而久之，小腹及腰臀的肌肉就會漸漸鬆垮無力，當這些肌肉無力時，重心就更難以保持成一條直線，因而將骨盆牽引得更歪斜。

　　很多上了年紀的阿嬤走路像企鵝一樣重心不穩，就是因為肌肉無力導致髖關節翻轉，以至於骨盆也跟著傾斜。骨盆後傾會造成第一個問題就是容易腰痠，很多老人家走兩步路就腰痠，也就是這個道理。

　　女生踩高跟鞋想讓屁股看起來更翹，由於腳跟墊高、重心前傾，也容易造成骨盆後傾。

　　此外，女生翹腳坐時多半會大腿併攏，這樣也會使髖關節內翻，造成骨盆後傾。

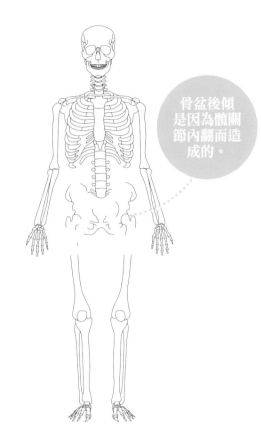

骨盆後傾是因為髖關節內翻而造成的。

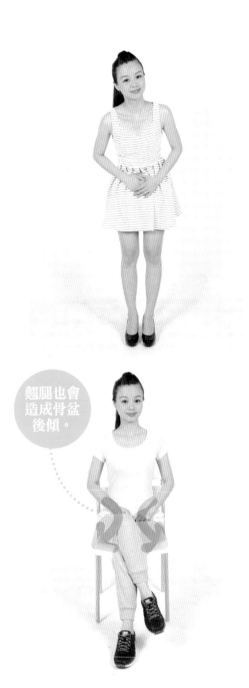

翹腿也會造成骨盆後傾。

顧老師叮嚀！

將骨盆腔調回正確位置之後，因為管道變得通暢，月經來的時候，不該留在身體裡面的血塊之類的物質，就會隨著月經排出體外，不會再留在體內作怪了。

▌骨盆後傾自我檢測

想知道自己是否骨盆後傾，有以下三種檢測方法：

一、照鏡子看看自己站直的時候，全身是否從頭到腳能成一直線
　　側面站直。

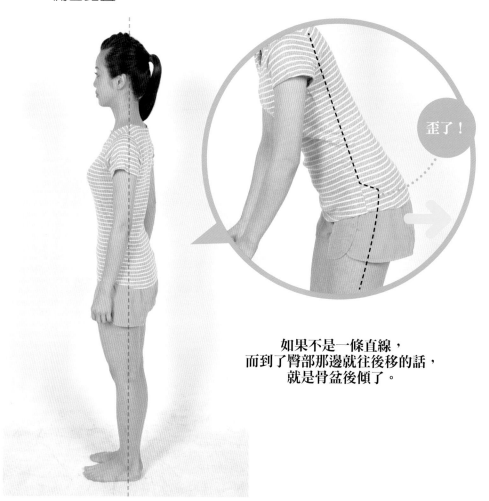

歪了！

**如果不是一條直線，
而到了臀部那邊就往後移的話，
就是骨盆後傾了。**

二、摸摸髖骨是否從外朝內旋，如果有的話，再摸一摸臀部，看看臀部是不是已經由偏離中心線往後方及身體的外側傾斜。

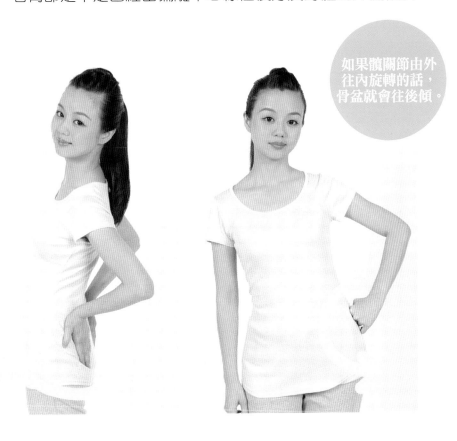

如果髖關節由外往內旋轉的話，骨盆就會往後傾。

三、檢查一下走路時是否成內八字。

骨盆歸正自己來

因姿勢不良而造成了骨盆歪斜，代表腰、骨盆以及髖關節的韌帶太緊繃，可藉由「盤腿拉筋運動」來鬆弛韌帶，不但能夠讓骨盆歸正，而且能改善彎腰駝背的習慣，進而讓腰痠背痛消失。

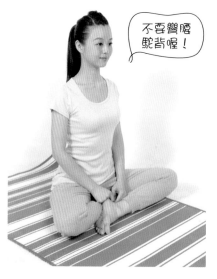

不要彎腰駝背喔！

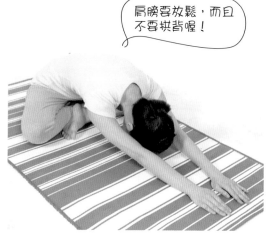

肩膀要放鬆，而且不要拱背喔！

step 1 盤腿坐直

身體打直輕鬆盤腿坐好，頭頂到臀部保持一直線，如果感到腿部太緊或者腳踝壓到地板會痛的話，可以在臀部下方加一塊軟墊。

step 2 雙手往前

整個上半身由臀部、腰、肩膀慢慢傾，雙手也慢慢往前伸展放在前方的地板上。以大腿及髖關節感覺到痠、緊繃而不痛的程度為準，大約停留一分鐘，如果緊繃感不重的話，不妨先吸口氣，吐氣時將身體再往前伸展一些。

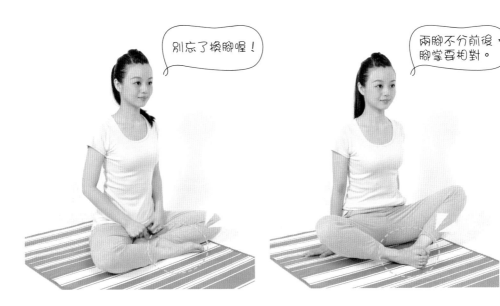

別忘了換腳喔！

兩腳不分前後，
腳掌要相對。

step 3 換腳再來一次

將上半身拉起恢復盤腿坐姿，將前後腳交換，上半身再往前伸展，動作要領跟前面一樣。

step 4 腳掌相對再來一次

將上半身拉起，這次將左右腳的腳掌相對，再將上半身往前延伸。

盤腿拉筋要慢慢來

盤腿拉筋的動作中需要循序漸進、緩和的進行，以避免肌肉拉傷。最近我有個客戶盤腿拉筋時睡著，忽然驚醒的瞬間，身體快速回到坐姿，一直靜止不動的膝關節跟髖關節就因此被拉傷了。

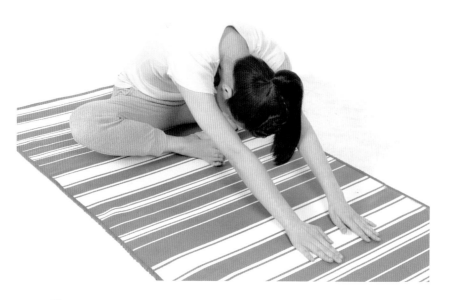

腳掌相對伸展時會感到比較緊，但是下背還是得打直，不可以聳肩拱背喔！

step 5　上半身再度延伸

上半身往前延伸的動作要領跟前面也都一樣，腳掌相對的時候比盤腿伸展更為吃力，請以痠而不痛為標準量力而為。

顧老師筋動教室

不孕症是現代人常見的困擾，除了結婚年齡提高及環境、飲食問題之外，精神壓力過大更是造成不孕症的主因。

我有一些客戶，事業多半非常成功，唯一的缺憾就是不孕。為了不孕症做了各式檢查，該補充的營養補給也不虞匱乏，並且找我將骨骼及身體結構橋到最佳狀態，卻總是缺了臨門一腳，不是難以受孕，就是好不容易受了孕卻又流產。

問題出在心理因素，這就是壓力型不孕症。

如果精子卵子沒問題，骨骼也沒有壓迫到相關的器官，問題不出在生理，顯然就不得不注意心理壓力而造成的影響。

精神壓力大的時候子宮就會緊繃，子宮緊繃的話就不利於受孕，也不利於胎兒成長。

面對這種壓力型不孕症的根本解決之道，就是要讓心情放鬆，心情放鬆身體才能放鬆，身體放鬆子宮才會成為適合胎兒成長的好環境。

不管是中醫或西醫，我們常說「安胎」，所謂安胎就是什麼事情都不要去想，吃飽睡、睡飽吃。在這樣的身心放鬆狀態下，才會容易懷孕。

———————◆———————

3-4
鮪魚肚及水桶腰

不良習慣：久坐不動駝背

問題成因：骨盆前傾

引發問題：小腹前凸

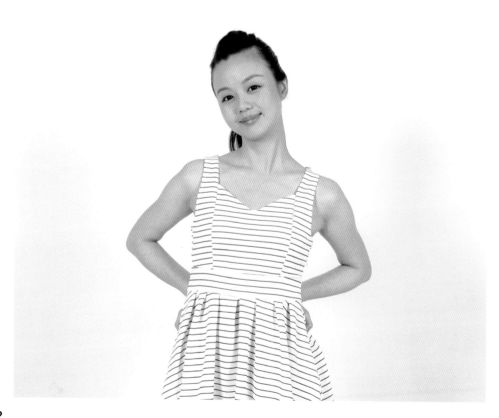

當人骨盆往前傾，就等於挺了個肚子出來，久而久之，腰椎就會往前移位，骨盆也因而更往前傾斜。骨盆與腰椎前傾的話，位於腹部的腸胃器官由於後面空間不足，只好往前跑，當胃腸因為空間不足而被往前推，小腹就凸了出來。

但是當腸胃被擠到前面之後，腸胃也會受到壓迫，進而蠕動不佳。就好像原來寬度有六線道的公路，擠壓之後可能只剩下四線道，車道被縮減，當然車流速度也就慢了下來。

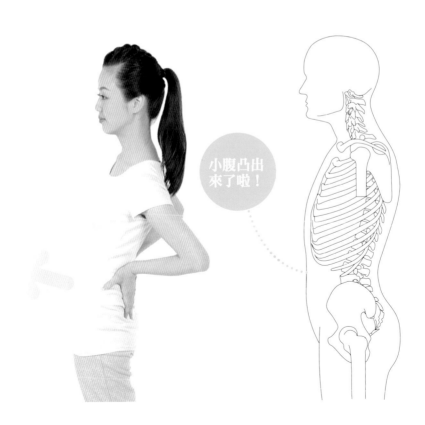

小腹凸出來了啦！

而且被往前推的除了腸胃之外，更多的是脂肪。在正常的狀況下，脂肪應該是很均勻的分佈在腹腔中，但是因為骨盆腔前傾，脂肪也空間不夠，脂肪同樣也被推到前面，不但令人看起來更為「中廣」，而且越囤積就越壅塞，更無法被均勻的代謝掉，小腹跟水桶腰也就越來越明顯，越來越減不掉了。

▋ 為什麼會骨盆前傾

至於日常生活中，到底是什麼不良習慣會造成骨盆前傾？原因就是「久坐」。大家一坐下來不可能長時間保持垂直，一定坐得越久，坐姿就越垮。上背部開始越來越駝，而腰部則越坐也越往前推，腰越往前推的話，小腹、水桶腰就越來越粗。

其次，當人體坐著的時候，身體的重力點不在肚子上，而會落在大腿上。基於人體工學原理，當大腿吃力的時候，就會緊繃，肌肉緊繃的狀態下循環就變差，加上長時間沒運動，不管是循環當然也就更不順暢。非運動狀態下用力的時間太久，不管是血液跟淋巴的循環都變差，脂肪圈就開始囤積。

　　下半身循環不良，加上骨盆腔前傾、髖關節往外翻，很多人上半身瘦瘦的，但是下半身很粗大，就是因為這樣造成的。

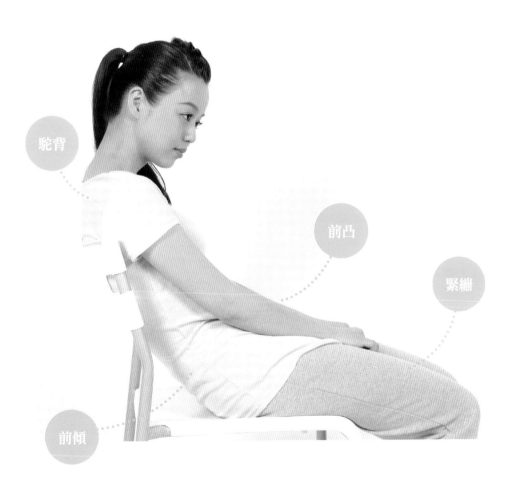

駝背

前凸

緊繃

前傾

▌骨盆前傾自我檢視

　　想要知道骨盆是否前傾，可以從以下兩者來判斷：一、腰椎是否前傾；二、髖關節是否外翻。

一、檢查腰椎是否前傾

　　當腰椎前傾，骨盆就會被牽引因而前傾。

　　在正常的狀態下，腰部的肌肉整個放鬆下來的時候，腰應該是可以貼平在床面上，但如果躺著放鬆躺平的時候，腰部是懸空的話，就代表你的腰椎前傾。

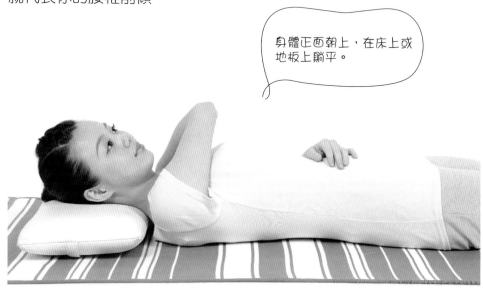

身體正面朝上，在床上或地板上躺平。

正常狀況下，當肌肉放鬆時，腰部應該可以貼地。

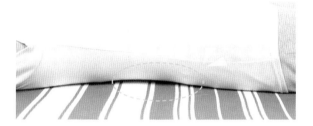

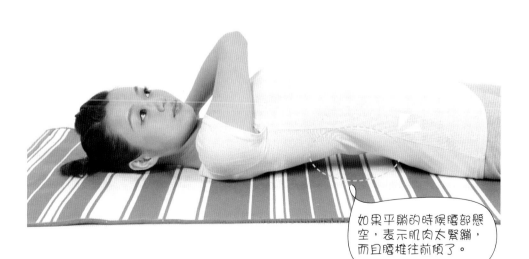

如果平躺的時候腰部懸空，表示肌肉太緊繃，而且腰椎往前傾了。

二、檢查髖關節是否外翻

　　髖關節往外翻，加上腰椎前傾，「凸點」就會跑出來。

　　由於髖關節外翻多半兩邊不平衡，也就是左側或右側的其中一邊會比另外一邊嚴重。檢測方法是放鬆平躺，此時如果某一腳的腳尖往外翻，形成單腳外八的話，就代表那一邊的髖關節外翻。也就是說，如果右腳外八，就是右髖關節外八；如果左腳外八，就是左髖關節外翻。

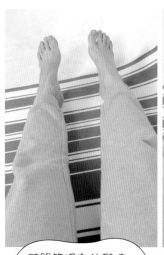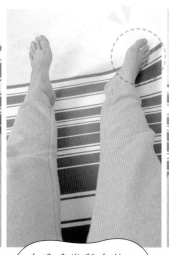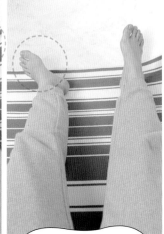

髖關節沒有外翻時，兩邊對稱，腳尖也對稱。

右腳腳尖朝右外八時，表示右髖關節外翻。

左腳腳尖朝左外八時，表示左髖關節外翻。

當單側腳尖朝外，代表那一邊的髖關節外翻，髖關節外翻的時候，在髖關節處就會出現一個「凸點」。

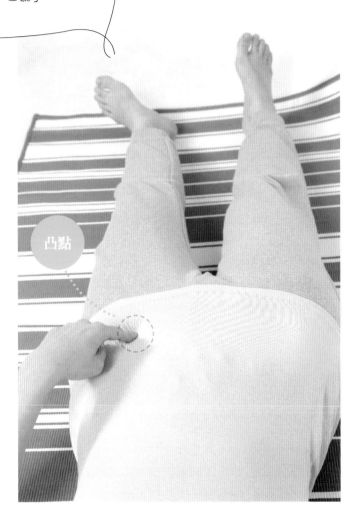

凸點

▋自己幫骨盆歸正

　　想要將骨盆歸正，前一節介紹的「盤腿拉筋運動」對於骨盆前傾、小腹凸出的人同樣很有效。

　　盤腿拉筋除了能使骨盆腔歸位，還可以刺激腸胃蠕動，並且能夠讓緊繃的大腿也一併放鬆，對於小腹凸出、水桶腰、大腿粗，這些令人煩惱的下半身肥胖問題都可以一次解決。

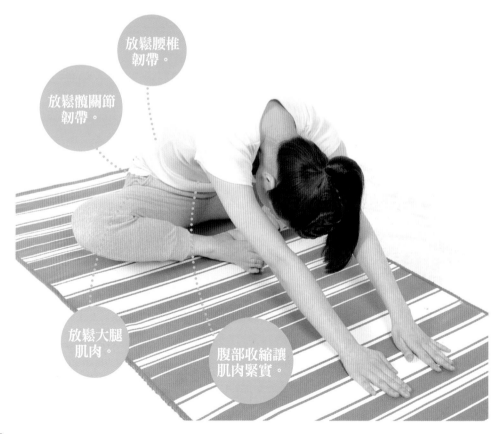

放鬆腰椎韌帶。

放鬆髖關節韌帶。

放鬆大腿肌肉。

腹部收縮讓肌肉緊實。

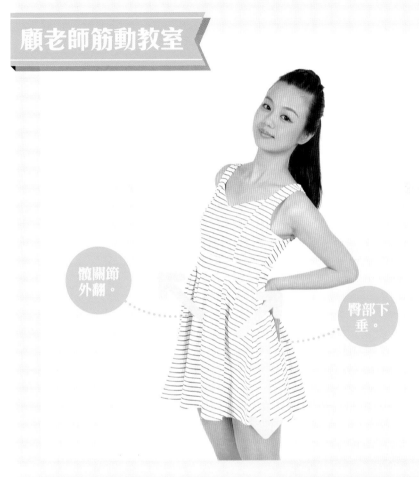

顧老師筋動教室

髖關節外翻。

臀部下垂。

想要拒絕水桶腰與西洋梨體型，就得從本節提到的三大關卡下手：髖關節外翻、骨盆前傾、大腿循環不良。

髖關節外翻髖關節兩側的肌肉就會僵硬且往外凸，並且造成臀部下拉，讓屁股看起來垂垂。透過傳統手療的技術，可將外翻的髖關節往內推回原位，讓骨盆不再前傾。骨盆一正，臀部肌肉線條立即變緊實，如果這個時候用布尺測量的話，臀圍甚至能夠立竿見影瘦一吋。

一般人雖然不可能有手療師的專業手法，但是透過書中介紹的「盤腿拉筋運動」，將腰椎、髖關節、膝蓋及大腿的韌帶、肌肉全部放鬆，這也是一種從根本來解決問題的好方法。

很多瘦身公司的下半身局部瘦身或燃脂課程，就是靠著復健師幫你推下半身，藉由外力刺激下半身，幫你促進血液及淋巴循環，當下可能的確很有效，但是如果回去依舊每天坐著不動，幾天不到，下半身循環還是會變差，脂肪又開始堆積，很快的就會又會打回原狀。

因此，請大家別忘了，這些問題全都是「久坐不動」而造成的。從現在開始，保持良好的坐姿，並且不要坐太久，記得每隔一段時間就起來站一站、動一動，如此一來，髖關節不外翻、小腹不前傾、胃腸不再「車道縮減」、大腿循環也不會變差，下半身肥胖也就遠離了。

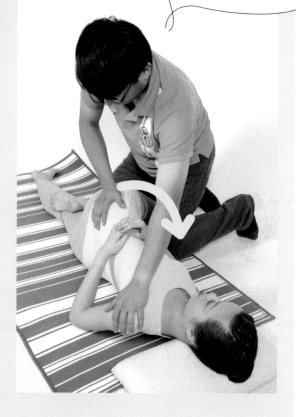

專業手療師將髖關節由外往內推復位後，不但骨盆不再前傾，連臀部肌肉線條立即變緊實。

Chapter

4

腰痠背痛四肢疼痛

問題根源：頸椎、胸椎、肩胛骨
　　　　腰椎、骨盆

假性症狀

腰痠背痛

腳底冰冷及膝蓋無力

五十肩

手指、手腕與手肘的困擾

4-1

腰痠背痛

不良習慣：外力撞擊、施力不當、姿勢不良
問題成因：第七、十二胸椎移位、腰椎受壓
引發問題：下背部僵硬、腰痠

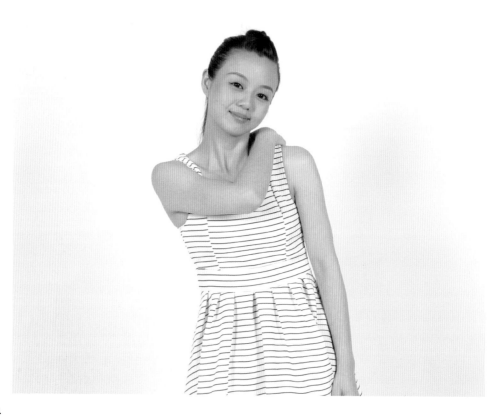

一般人說的腰痠背痛，可以大略分成三個部分：「腰痠」、「背痛」、「肩頸痠痛」。這幾個部位會出問題，多半因為以下三個原因：外力撞擊、搬重物時施力不當以及姿勢不良。其中大約九成都是因為姿勢不良而造成的慢性傷害。

　　姿勢不良引發的慢性傷害中，又以久坐不動造成的傷害最大。

　　一般人進了公司坐在辦公桌前開始工作的時候，一開始通常都還能維持腰部脊椎挺直的坐姿，但隨著時間慢慢過去，腰也就慢慢的垮下來，背也開始漸漸變駝背，在辦公桌前坐的時間越長，背就會越來越駝，頸部開始前傾。這整個過程中，受力最大的就是腰。

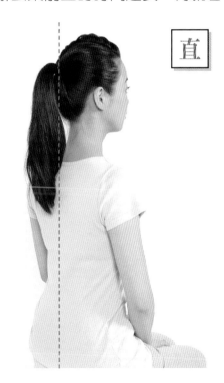

直

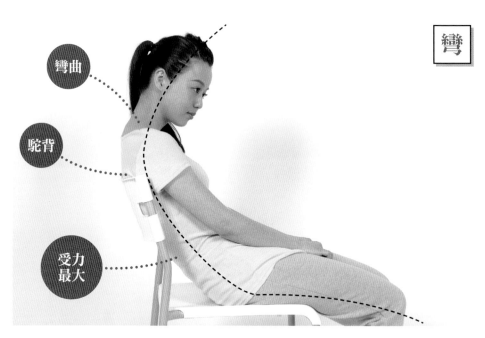

彎

彎曲

駝背

受力
最大

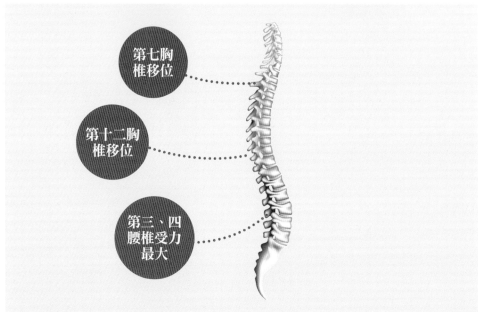

第七胸
椎移位

第十二胸
椎移位

第三、四
腰椎受力
最大

小車禍別大意

儘管現代人比起古人在生活上享受到許多的便利，但是受到意外傷害的機率也比古人高得多。比如以脊椎被外力撞擊而造成的傷害，古人頂多是跌倒，連從超過一層樓以上的地方摔下來的機率都很小。而現代人只要一出門，幾乎都籠罩在大大小小車禍風險中，發生車禍時，人的頭部會先急速往前衝，又瞬間往後仰，頸椎必然受到極大的壓迫。如果傷勢較為明顯，送去急診室時還會照個 X 光檢查一番，但如果當場沒有傷口又不感到疼痛時，往往大家就會自行回家休養，而忽略了脊椎受傷的風險。

所以還是要建議大家，只要遇到車禍，就算只是騎機車摔車，最好都要去找脊椎整復的專業人士檢查一下，尤其是頸椎，透過他們的專業素養，或許可以讓自己免去許多不必要的後遺症。

▌腰痠背痛怎麼調？

　　通常因姿勢不良引起的腰痠背痛，肩頸、背、腰這三者都會出現問題，建議可以用依序用「單槓伸展」、「頸椎放鬆」、「盤腿伸展」這三個運動來解決腰痠背痛的困擾。

一、單槓伸展運動

　　單槓伸展是調整脊椎最佳的伸展運動。由於我們是利用單槓讓脊椎周圍的肌肉及韌帶伸展，所以是「吊單槓」而非「拉單槓」，所以不用擔心拉不起來，只要把手放在單槓上面，利用身體本身的重力下放，就可以輕鬆將僵硬的肌肉及韌帶拉開，並讓骨骼歸位了。

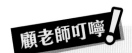

　　如果家中沒有單槓，可利用家中的門板、衣櫃或者能承重的家具來做單槓伸展運動。

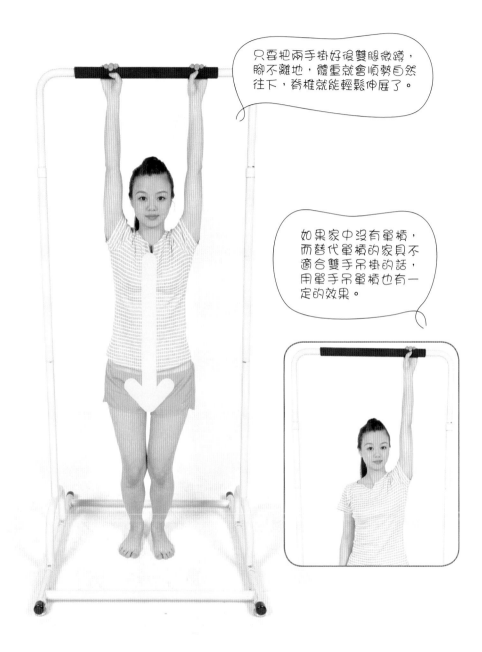

只要把兩手掛好後雙腿微蹲，腳不離地，體重就會順勢自然往下，脊椎就能輕鬆伸展了。

如果家中沒有單槓，而替代單槓的家具不適合雙手吊掛的話，用單手吊單槓也有一定的效果。

二、頸椎放鬆

　　頸椎放鬆運動非常簡單，可以站著做，也可以坐在椅子上做。這個運動同樣是利用頭本身的重量的重力牽引頸椎周圍的肌肉及韌帶，不需要用力拉扯脖子，效果就很好。

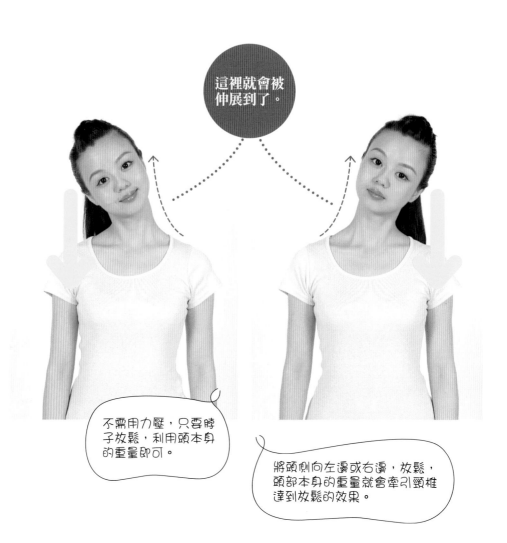

這裡就會被伸展到了。

不需用力壓，只要脖子放鬆，利用頭本身的重量即可。

將頭側向左邊或右邊，放鬆，頭部本身的重量就會牽引頸椎達到放鬆的效果。

三、盤腿伸展

　　想要放鬆腰椎周圍僵硬的肌肉，盤腿伸展是最佳的方法。請放鬆伸展，並掌握「痠而不痛」的原則，才能有效又不會受傷。

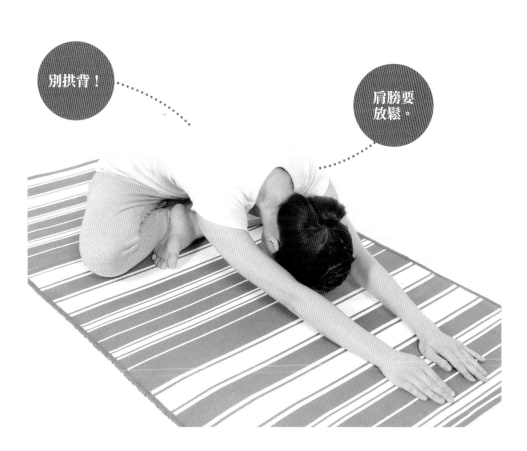

別拱背！

肩膀要放鬆。

顧老師筋動教室

前陣子我幫一個主廚調整身體，他本人的身高不高不矮，但是工作場所中的切菜台卻有高有低。台子太高的時候人會不知不覺的開始聳肩，聳肩就會壓迫到頸部及腰部，台子太矮的時候又會駝背，造成肩頸痠痛及腰部痠痛。

這種狀況也常見於打電腦的上班族，電腦的高度不正確的時候，聳肩、駝背的問題就難以避免。有的人常用桌上型電腦，有的人常用筆記型電腦。桌上型電腦的好處是螢幕很容易墊高，讓螢幕中心點與視線平行。若是使用筆記型電腦，也不妨將滑鼠與鍵盤外接，這樣就可以把螢幕墊高，以避免頭往前伸而身體緊繃的問題了。

其實很多人洗碗也會洗到腰痠背痛。對很多人來說，洗碗台的高度都太低，洗碗的時候，第二或第三腰椎就被擠壓，這節腰椎要承受人體上半身所有的重量已經夠慘的了，加上洗碗時人並不會靜止不動，一邊洗碗，手跟肩膀也不斷的在出力，在運動的狀態下脊椎承受的壓力會比靜止狀態多上數倍，所以三兩下就會痠得受不了。

所以我家的洗碗台就會墊高，但是墊高之後，太太洗碗的時候又太高，這樣有可能會讓她聳肩，造成她的困擾，所以她洗碗的時候，我們就訂做一個台子，讓她站在上面「長高」，這樣就解決了這個問題。

而如果不方便架高洗碗台怎麼辦？在我家的洗碗台還沒架高之前，洗碗的時候我就雙腿稍微張開，雙腿張開人自然就「變矮」，這樣就不會洗碗洗到腰痠背痛了。

對於電腦族也一樣，由於大家現在越來越發現到高度不對而造成的腰痠背痛問題，所以市面上也出現了許多電腦螢幕支架，可以讓人視自己的情況來升降，使用可升降的電腦螢幕支架，也是減少腰痠背痛的好方法。

畢竟工具是要來適合人體，而不要讓人體去適合工作。

但如果沒辦法墊高要怎麼辦？很簡單，把兩腿張開，人的高度自然就變低，這樣就不會腰痠背痛了。

4-2
腳底冰冷

不良習慣：姿勢不良
問題成因：腿部肌肉僵硬
引發問題：下半身循環不良

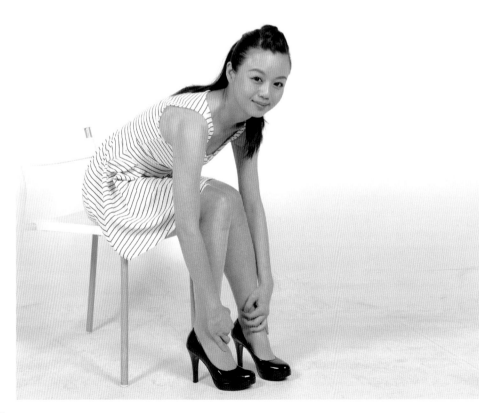

腳底冰冷乍看之下不是什麼大毛病，但是它卻可說是人體力學中最集大成的問題。古人說：「樹老根先枯，人老腳先衰。」不管站著、坐著、躺著，腳底位於人體中離心臟最遠的位置，一定是循環最差的地方。

所以，從心臟到腳底，包括背、腰、骨盆、大小腿，任何一段血液不暢通，都會造成腳底冰冷。

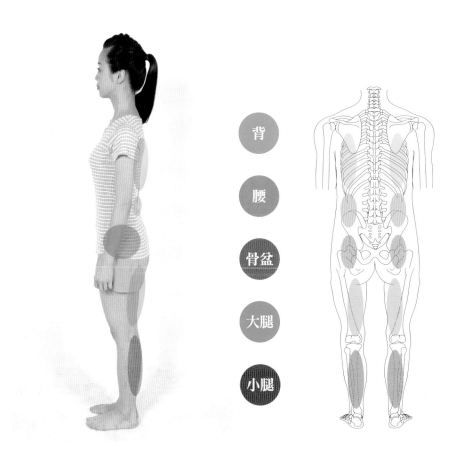

背

腰

骨盆

大腿

小腿

▋ 讓血液跑道暢通

　　大部分提到腳板冰冷的原因，多會歸咎於「心臟無力」，但「心臟無力」細究起來又有很多種可能性。

　　其一是運動不足，平常缺乏適度的運動，沒有經常的去刺激、活絡心臟，當然心臟也就有氣無力。

　　其二是血液流動的跑道是不是順暢。如果讓這些區塊恢復暢通，

調整骨盆的
「盤腿伸展」運動

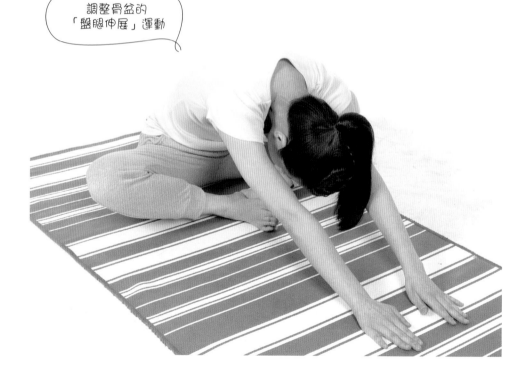

即使心臟跳動的速度相同，但是每次心跳能把血液打出去的距離就
會增加，也就是心臟的輸送功率會變強。

　　這兩者互為表裡，光是靠運動刺激心臟不夠，光是讓跑道暢通也
不夠，一定要兩者雙管齊下，效果才會好。

　　想要使下半身血液暢通，
最有效的運動首推調整骨盆
的「盤腿伸展運動」及伸展
腿部的「大腿伸展」運動、
「小腿拉筋」運動。

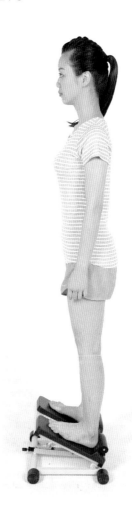

顧老師筋動教室

手腳冰冷通常女多於男，因為手腳冰冷代表血液循環不夠好，女性每個月月經時會大量失血，血液量不足的狀態下，循環就會變差。

失血之後造血功能如果不夠強，血液循環功能也就無法及時回復。

所以適度運動非常重要，藉由持續保持的運動習慣，可以讓心臟有足夠的能力維持身體的血液循環，而良好的血液循環，則能在月經時期身體血量降低時，讓身體依舊能保持良好的運作狀態。

而骨盆腔位置正常，裡面的器官就不會受到不當擠壓，血液循環也都能夠維持暢通，所以該排的能排得乾乾淨淨，該留住的也都能留住。

所以女性應該多多練習骨盆伸展運動，將骨盆腔調回正確位置之後，管道變得通暢，月經來的時候，不該留在身體裡面的血塊之類的物質，就會隨著月經排出體外，不會再留在體內作怪了。

▌瘦大腿讓血液更暢通

　　久坐不動的人多半腰椎、骨盆前傾，骨盆腔循環差，連帶使得大腿區域的循環也變差，加上久坐時大腿總是壓在椅子上，對於血液循環更是一大阻力。循環越慢，廢物與脂肪就會開始囤積，大腿就會變粗，大腿變粗的話—久坐，循環又會更差，形成惡性循環。

　　大腿緊繃的人往往爬樓梯爬到二樓與三樓之間時就很容易喘。

　　這是因為爬樓梯時大腿緊繃的人，大腿動脈的血流跟不上血管內平均血流的速度，心臟就會更用力脈動，心臟用力脈動時，人就會容易喘。

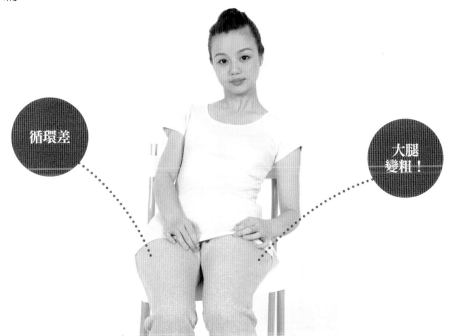

循環差

大腿
變粗！

　　為了讓大腿的循環恢復暢通，可隨時練一下單腳金雞獨立的大腿伸展運動，每次三到五分鐘，不但對循環好，還可以瘦大腿。

step 1

首先兩腳站直，但膝蓋跟腳踝不要緊繃。平衡好的人可以徒手做，如果擔心跌倒，也可以扶著牆或者固定的東西來幫助平衡。

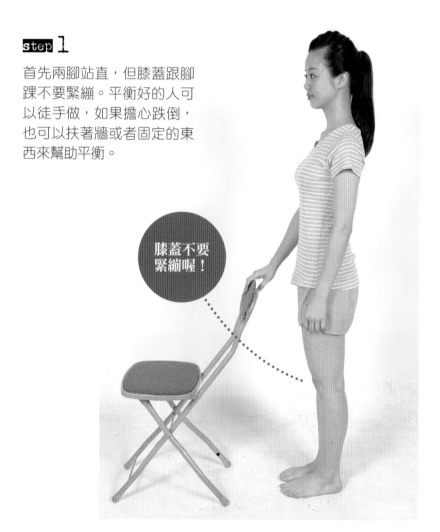

膝蓋不要
緊繃喔！

可以瘦大腿喔！

單腳彎曲，腳踝盡量靠
近臀部，平衡感好的人
可以用雙手握住腳踝以
增加伸展的力量。

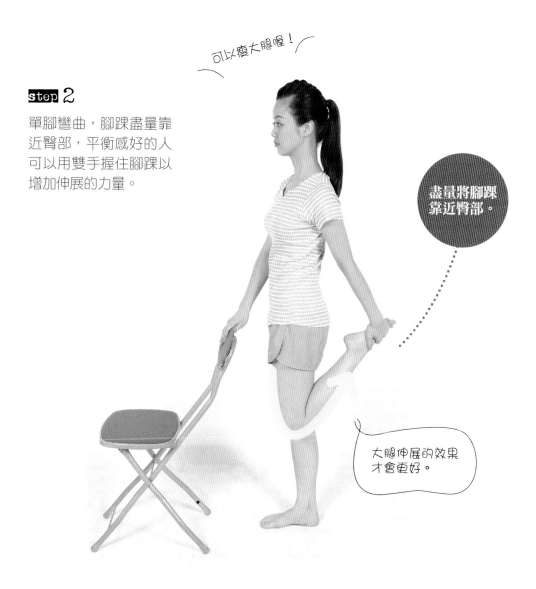

盡量將腳踝
靠近臀部。

大腿伸展的效果
才會更好。

▌小腿拉筋好處多

　　使用有角度的拉筋板的話，以身體本身的重量微拉，血液可以迅速的送往腳底，所以會從腳底微微發熱往上熱上來，這就是很簡單的生理反應。很多人練氣功的時候也會感到這種熱氣流動的現象，其實這是一種單純的血液循環的原理，本身並不神祕，也不需要看得過於玄妙。

　　由於每個人身體的彈性不同，使用拉筋板拉筋的最佳角度也會因而不同，一般人大約以腳底與身體成仰角三十度，保持身體垂直的狀態拉十分鐘，一個禮拜就能感受到身體明顯變好。

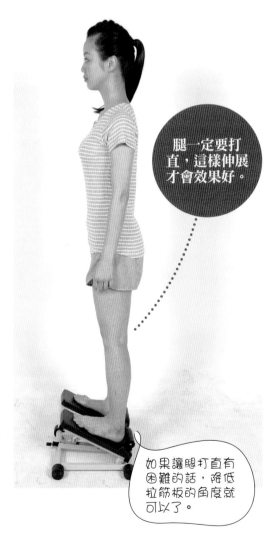

腿一定要打直，這樣伸展才會效果好。

如果讓腿打直有困難的話，降低拉筋板的角度就可以了。

如果平衡感較差，可以扶著固定的東西來維持平衡。但是別忘了一定要把腿打直，效果才會好。

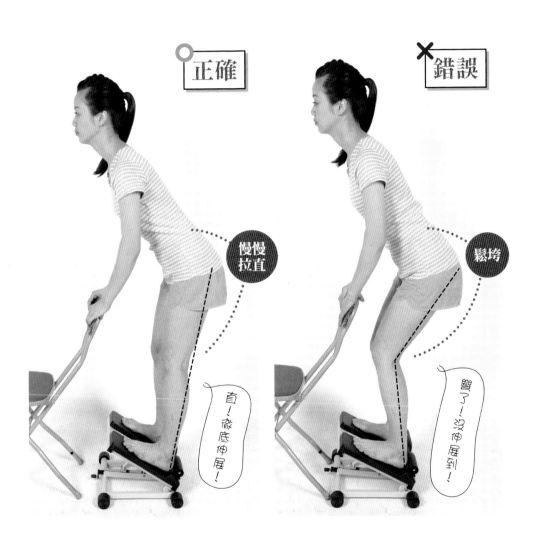

正確

錯誤

慢慢拉直

鬆垮

直～！徹底伸屈！

彎了～！沒伸屈到！

如果沒有拉筋板的話，也可以練習弓箭步，或者坐在椅子上用毛巾輔助來伸展腿部後側的肌肉。要領跟使用拉筋板一樣，背部盡量打直，膝蓋不要彎，效果才會好。

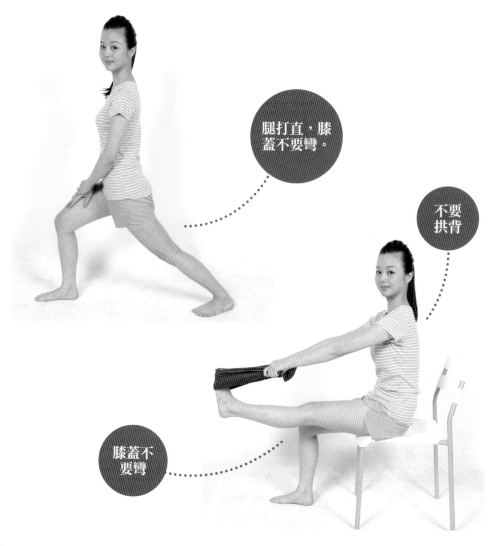

腿打直，膝蓋不要彎。

不要拱背

膝蓋不要彎

顧老師筋動教室

晚上睡覺時常常容易腳抽筋的人，也是血液循環差的徵兆之一。

在西醫裡面，通常會建議經常腳抽筋的人多多補充鈣、鎂或鉀等礦物質，不過，如果這些營養素都攝取足夠還是常抽筋，那麼原因就不在營養，而在小腿。

為什麼人在睡眠狀態下會抽筋？因為人在睡眠狀態下心跳速率會變慢，在心跳速率變慢的狀態下，要輸送血液到腳底難度就變高，腳底如果長時間血液不流通就會壞死，當腳底無法得到足夠的血液時，身體就會啟動防衛機制而警鈴大作，大腦就會　動防禦機制，通知小腿後方的阿基里斯腱，警告阿基里斯腱趕快強力抽動，用最強烈的方式讓肌肉恢復彈性，才能讓血液流動保持順暢，站樁就是透過訓練讓血液往腳底送，血液只要能順暢的送到腳底，要送到其他部位就不會有問題。

常練腿部拉筋運動的話會發現腰不痠了，腳也不容易痠，半夜更不會小腿或腳底抽筋，膝蓋也會變得更強健。

膝蓋之所以疼痛或無力，多半也是因為小腿肌肉僵硬而牽引膝蓋移位或壓迫到周圍的肌腱、韌帶，用拉筋的方式放鬆小腿肌肉，膝蓋自然而然的就能回到原位，膝蓋也就不再疼痛或無力了。

---◆---

4-3

五十肩

不良習慣：聳肩
問題成因：肩胛骨旁邊的韌帶僵硬
引發問題：手舉不起來

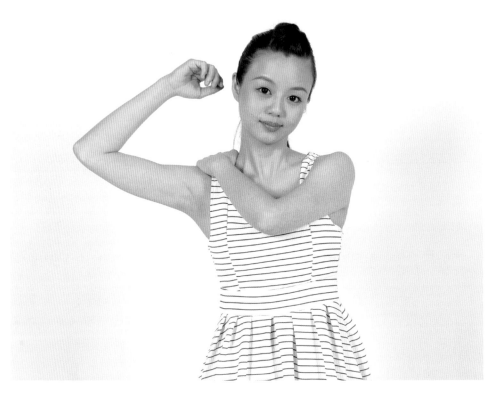

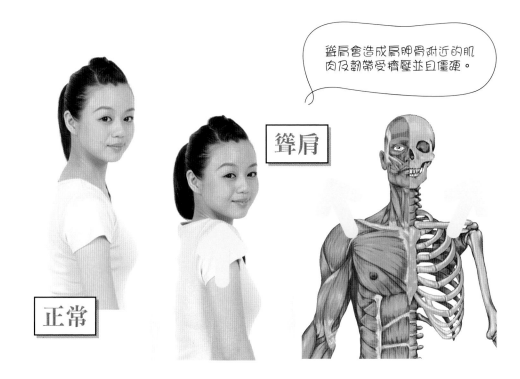

聳肩會造成肩胛骨附近的肌肉及韌帶受擠壓並且僵硬。

聳肩

正常

五十肩是因為長期聳肩，肩胛骨旁邊的韌帶僵硬鈣化，就會失去彈性，當這個部位失去彈性，肩膀就會像是被綁了繃帶一樣，手也因此很難舉起來。只要身體直立，絕對就不會聳肩；只要人駝背，肩膀就會越來越聳，而長期聳肩，久而久之就會造成肩膀的病變。

肩胛骨附近僵硬的話，一開始會出現的症狀是手沒辦法上舉或平舉，或者沒辦法在特定角度時抬不起來。如果放著不管讓這個區域繼續僵硬下去的話，接下來會影響的是肺部，胸悶、心悸症狀可能就會找上你了。

五十肩與肩周圍炎

　　五十肩是肩膀最常見的毛病，跟它相關的還有「肩周圍炎」，肩周圍炎顧名思義就是肩膀周圍發炎。這是兩種不同的狀況，簡而言之：如果是「發炎」，就算不動也會痛；而如果是「僵硬」、「鈣化」，則不動不會痛，一動起來就會痛──尤其是動到某一個角度的時候，就會格外疼痛。

◆

　　所以遇到肩膀疼痛不舒服，要先判斷是「發炎」還是「僵硬」，不要都以「五十肩」視之，要不然亂橋，不但沒有幫助，還會造成更嚴重的傷害。

　　如果是「發炎」，就一定要讓它休息，並且採取消炎的步驟；如果不是消炎，而是僵硬、鈣化，則應先去熱敷僵硬的部位，使僵硬的部位先行放鬆，然後做一些運動，比如轉肩膀的動作，或者是將雙手抬高的全身伸展，使這個部位恢復彈性。

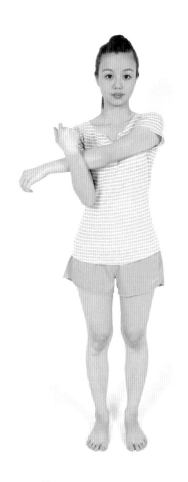

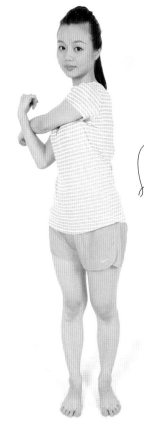

下半身不要
跟著轉喔！

step 1

以手腕壓著另一隻手，自行調整到
感覺肩膀緊繃的角度。

step 2

用手腕的力量帶動被壓住的那隻
手，慢慢往後拉。

▋肩膀僵硬怎麼辦？

　　想要預防肩膀僵硬，最簡單的方法是將兩手上舉到垂直，平貼於牆壁上站一兩分鐘，這個動作不但能使肩膀放鬆，而且能矯正駝背、聳肩等姿勢不良而引起的骨骼移位。

　　但對於五十肩患者來說，雙手一定沒辦法往上提到貼牆壁，在西醫的復健上，會建議患者做「螞蟻上樹」動作來復健。

一、螞蟻上樹

　　「螞蟻上樹」動作可以上患者從可以接受的高度開始，一格一格往上爬，這個動作可以使患者慢慢加大伸展角度，讓僵硬的肩膀循序漸進慢慢放鬆。

讓螞蟻上樹效果更好

練習螞蟻上樹前，可以先熱敷，不管肩膀的前面、後面或側面，如果能全面先熱敷，做螞蟻上樹時就不會有疼痛感，復健的效果也才會更好。也可以先拉背，雙手後背手肘往前伸，先鬆弛肩胛骨，再做螞蟻上樹。

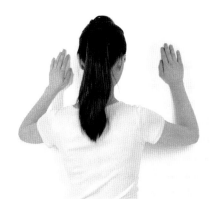

step 1

先從患者可接受的角度，將手掌貼在牆壁上。

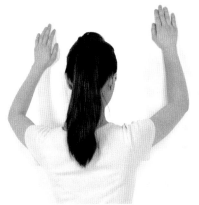

step 2

將手掌往上爬一些高度。

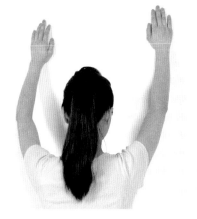

step 3

一直爬到能接受程度的最高高度，停一兩分鐘，再放鬆休息。

二、單槓牽引

　　這個動作是將僵化的肩部肌肉、韌帶，利用身體本身的重量來牽引、拉開，因而達到放鬆的效果。如果沒有單槓的話，用門框或者固定的家具，也可以達到同樣的效果

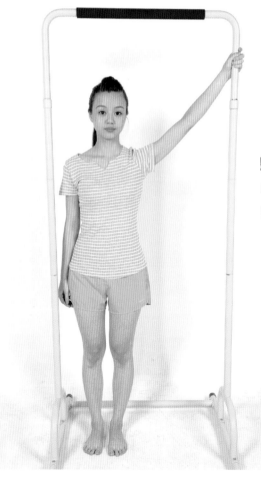

step 1

手握住單槓或門框，高度以能夠抬起的程度為宜。

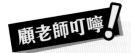

覺得「緊」跟「痠」,這都是正常的,但如果感到「劇痛」的話就要趕快停止。因為感到「緊」跟「痠」時,代表僵硬的肌肉正在慢慢的放鬆,但感到「劇痛」的時候,就代表裡面的肌肉有撕裂傷,再繼續伸展的話,會使受傷的情形更為嚴重。

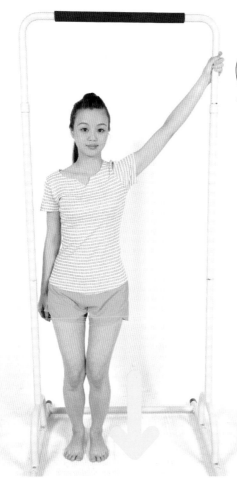

肩膀被伸展睥囉!

step 2

手握住不動,雙腳稍微放鬆下蹲,利用身體的力量來拉開僵硬的肩膀。

4-4
手指、手腕與手肘的困擾

不良習慣：姿勢不良、外力撞擊、長期用冷水做家事
問題成因：韌帶僵硬
引發問題：手指、手肘不靈活

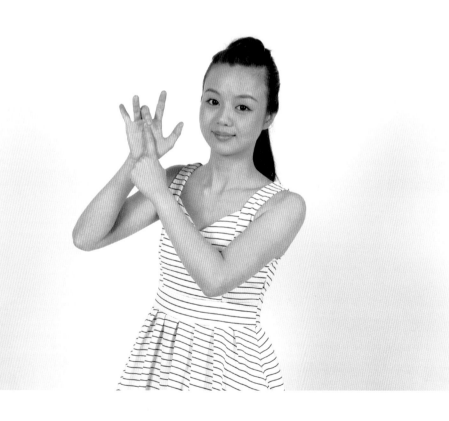

手指最常遇到的困擾就是撞到（也就是俗稱的「吃蘿蔔」）以及被車門夾到之類的外力傷害。此外，很多人手指頭因為韌帶僵硬而不太靈活（也就是俗稱的「扳機指」），這也是大家常見的手指問題。

扳機指肇因於韌帶纖維化，由於韌帶僵硬，手指頭的前三個指節是順的，但第四指節卡住了，導致手指頭彈不出去，這就是扳機指。

處理扳機指的方式，得先破壞軟骨僵硬的部分。要怎麼破壞？不是去揉它，而是去按住它。但如果只按住單一個點，力量會往後跑，可以同時在對稱的另一邊施力，也就是「夾」住它，用這種方式去刺激患部，患部會感覺到微痠微熱，血液也就會集中在患部，可以更有效率的修護患部，大約按三十秒再放開動動看，反覆做個幾次，患部就會漸漸恢復。

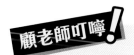

到底何時應熱敷，何時應冰敷？

剛撞傷要冰敷，也就是肌肉及神經遭撞傷發炎的時候，需要冰敷。

要冰敷多久才恰當？判斷標準如下：

如果靜止不動時，傷處會有抽痛感時，或者輕拍患處有疼痛感時，就要冰敷。

如果移動時不痛，壓下去的時候才會痛時，就要熱敷。

　　手指頭吃蘿蔔也是一樣。可以先將患部以平行牽引的方式，沿著手指方向把骨節擠壓的地方輕輕拉開，再去做骨節修復，也就是輕壓患部側邊的兩端，同樣也會感到痠麻，大約按三十秒再放開，動一動，就會感覺好多了。

◆

　　手指頭被車門夾到之類的手指壓傷，或是腳趾踢到床腳之類的腳趾撞傷，處理的方式也是一樣的。

　　一般人的第一反應都是趕快用力抓住被車門夾到的地方，患部的血液就會不流通，血液不流通就不會感覺到痛，但一鬆開手，當血液恢復流通之後，就會感覺到一陣一陣的抽痛。

　　當你感到抽痛時，首先應該冰敷，讓微血管破裂、組織液外流的狀況先緩和下來，這樣就能使患部紅腫的狀況不至於繼續惡化。

　　確定沒有出血現象之後，接下來再來修復骨節受傷處，也就是在受傷的骨節兩側按壓，這就是最好的急救方式。

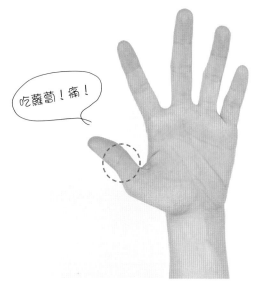

吃蘿蔔！痛！

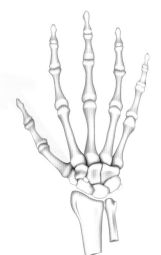

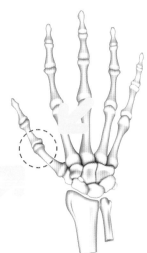

step 1

先沿著手指平行方向把受
擠壓的骨節拉開。

step 2

再輕壓患部側邊的兩端。

▌手腕常見的問題

很多人都有媽媽手的困擾，這種症狀大部分肇因於尺側韌帶受傷，造成手無力、握力不足，以致於沒辦法開瓶蓋、擰毛巾，要治療這類問題也很簡單，只要正確的佩戴護腕，就大有幫助。

韌帶就像是橡皮筋，而媽媽手就是橡皮筋太鬆，使用護腕的話，就像是在鬆弛的橡皮筋上從中束緊，橡皮筋也就不會再這麼鬆弛無力。護腕本身也能提供韌帶更多的支持力。

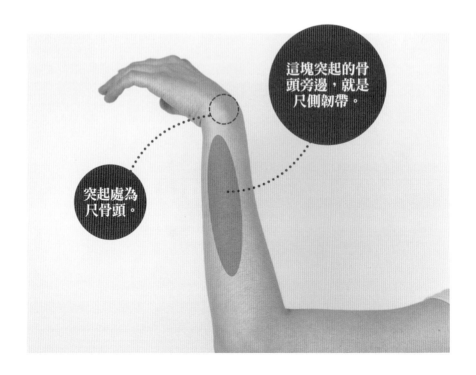

這塊突起的骨頭旁邊，就是尺側韌帶。

突起處為尺骨頭。

　而且戴了護腕之後，護腕如同止血帶一樣，能讓血液像是被水壩攔住而集中在手腕，也就是尺側韌帶附近，周邊血液量變多，能夠提供的營養自然也就更多，修復的速度也就會更快。

　想要改善腕隧道症候群及網球肘等手腕問題，也是以相同的要領來處理。

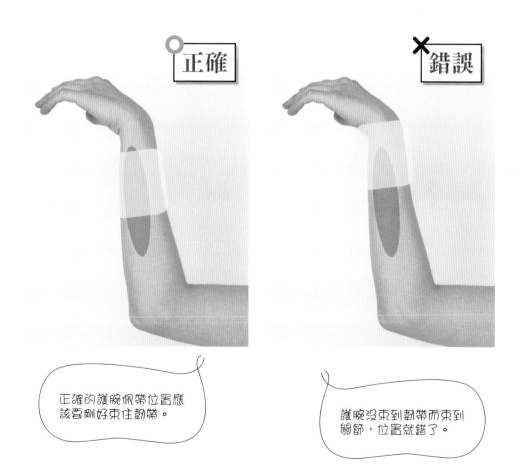

正確

錯誤

正確的護腕佩帶位置應該要剛好束住韌帶。

護腕沒束到韌帶而束到關節，位置就錯了。

顧老師筋動教室

簡單來說，只要患部是肌肉多的地方，就可以揉，而如果患部是骨節或骨膜的話，點放按壓沒問題，但是絕對不能揉。因為揉這些地方的話，骨膜神經可能會被磨破。

骨膜有點像是水餃皮，輕輕一揉就可能會被磨破，但磨破的傷處肉眼看不出來，患者只覺得怎麼越揉越紅腫，於是又繼續揉。其實患部的紅腫根本不是因受傷而導致的，而是因為傷後去揉它的關係。不揉還沒事，越揉越紅腫，都是自己去破壞傷處，才會越來越嚴重。

這種受傷多出現在四肢，而少見於軀幹，軀幹因為肌肉包覆面積大，而且較厚，較不容易出現這類的問題。

軀幹的骨骼傷害中較為相似的狀況是撞傷肋骨造成肋骨斷裂。

在西醫的治療上，肋骨斷裂時並不需要接骨。全身的骨骼中，肋骨自我修復的速度最快，只要妥善包紮不要動到傷處，乖乖的休養大約兩個月，短時間內就能自我修復，

肋骨斷裂修復好了之後，照 X 光時會看到肋骨斷裂處會有一道裂痕，但其實傷處已經痊癒，這是因為細胞組織在斷裂的骨骼前後左右宛如綁繩子一樣，將斷裂處嚴密的綁了起來的關係。

Chapter 5

3 分鐘
每日保健伸展

預防重於治療，每天根據自己的身體狀況，花幾分鐘傾聽身體的訊息，並用最簡單的伸展運動自我調整。

3 分鐘自我檢查，3 分鐘大區塊伸展，如果有需要，可以再花 3 分鐘局部補強。

幫身體改「斜」歸正，就能預防肌肉僵硬、骨骼歪斜，身體不痠不痛，每天精神好，假性症狀也就不會找上身。

〉5-1〈上半身保健伸展運動

先自我檢測一下，看看問題出在上半身或是下半身。

找出僵硬或痠痛的部位，例如頭痛、脖子緊繃、肩膀僵硬等上半身問題，請利用以下的伸展運動及要領來消除痠痛，並進一步預防相關的假性症狀。

step 1　伸展之前先放鬆

伸展之前最好先熱敷，如果不方便的話，也請先轉一轉、拉一拉要伸展的部位，這樣才能讓局部僵硬的肌肉軟化、放鬆，避免伸展的時候過度拉扯而拉傷。泡半身浴的效果會比熱敷更好。

step 2　3分鐘上半身全面伸展

最能全面解決上半身問題的運動是「單槓伸展」。雙手抓住單槓、身體放鬆、雙腿下蹲，利用身體重力及雙手支撐力，可以改善下列兩個問題：

1. 脊椎與脊椎之間過度擠壓：由於重力往下、支撐力往上，藉由一上一下的力量可將互相擠壓的脊椎一節一節拉開，脊椎之間的空間恢復正常。

2. 肌肉與韌帶僵硬變形：利用往下、往上的力量將糾結僵硬的地方拉長，避免僵硬的狀況持續惡化，並讓肌肉恢復彈性。

當互相擠壓的脊椎被拉開、僵硬的肌肉被放鬆之後，由於單槓伸展時重力垂直向下，不管骨骼左傾、右傾、前傾、後傾，都會因為垂直向下的重力而歸正，進而改善骨骼傾斜現象。

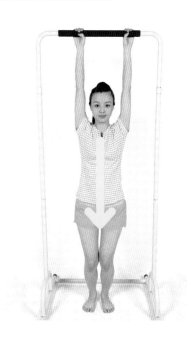
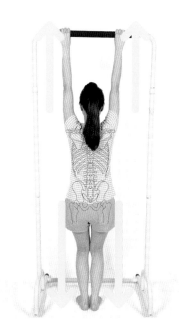

step 3　針對局部加強調整

上半身的問題不外頸椎、胸椎與肩胛骨。

1. 頸椎問題包括：脖子緊繃、偏頭痛。針對頸椎問題，可按壓後頸風池穴，鬆弛頸部僵硬的肌肉，如果頸椎有稍微左右傾，也可以按壓單邊來協助復位。

2. 胸椎及肩胛骨問題會引發胸悶心悸、呼吸不順。可以做一下拉背伸展運動，放鬆背部肌肉之後，胸悶、呼吸不順的情況就能獲得改善。

〉5-2〈下半身保健伸展運動

　　如果問題出在下半身，包括腰痠、腿部僵硬、膝蓋無力等問題，請利用以下的伸展運動及要領來消除痠痛，並進一步預防下半身骨骼歪斜相關的假性症狀。

step 1　伸展之前先放鬆

泡澡及熱敷是最好的放鬆方式，如果不方便的話，也請先伸展一下背部及雙腿，繞一繞下半身各處關節，以避免拉傷，並且讓伸展運動能夠達到更好的效果。

step 2　3分鐘下半身全面伸展

想要全面伸展下半身，可以用「盤腿伸展」伸展運動來伸展下背、調整骨盆，並且放鬆僵硬的腿部肌肉。

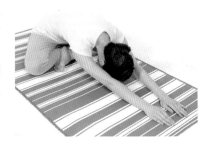

盤腿伸展運動的要領是在雙腿固定不動的狀態下，透過上半身的重量下壓，將下背、骨盆及腿部的肌肉延伸拉長，肌肉拉長、放鬆之後，歪斜的骨骼就能夠有足夠的空間漸漸歸正。

step 3　針對局部加強調整

對於膝蓋無力、腳板冰冷或者常常抽筋的人，還可以再以拉筋板全面伸展腿部後側，徹底伸展腿部後側肌肉之後，韌帶、關節的壓力就會減輕，膝蓋也就不會過度緊繃，可以改善膝蓋無力的症狀。而且也可以讓整個下半身的循環變好，腿部就不會再常常抽筋了。